ℰV reinhardt

Reinhardts Gerontologische Reihe
Band 50

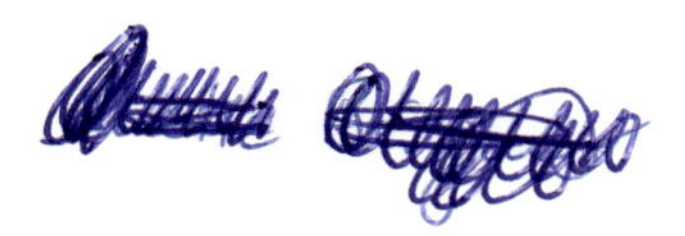

Rosmarie Maier • Petra Mayer

Der vergessene Schmerz

Schmerzmanagement und -pflege bei Demenz

Mit einem Vorwort von Petra Dietz

Mit 10 Abbildungen und 9 Tabellen

Ernst Reinhardt Verlag München Basel

Rosmarie Maier, Eching a. Ammersee, ist Altenpflegerin und Lehrerin für Pflege. Sie begleitet seit über 25 Jahren Menschen mit Demenz, schult und berät professionelle und ehrenamtliche Betreuungspersonen sowie pflegende Angehörige. (Weitere Informationen, insbesondere zu Fortbildungen, unter www.rosmariemaier.de.)

Petra Mayer, Eching a. Ammersee, ist Palliative-Care-Pflegefachkraft und arbeitet in der ambulanten Schmerztherapie und in der spezialisierten ambulanten Palliativversorgung. Als Trainerin für Palliative Care, bietet sie Fortbildungen zu Palliative Care, Sterbebegleitung und Schmerzmanagement an. (Weitere Informationen, insbesondere zu Fortbildungen, unter www.petramayer.net.)

Hinweis: Soweit in diesem Werk eine Dosierung, Applikation oder Behandlungsweise erwähnt wird, darf der Leser zwar darauf vertrauen, dass die Autorin große Sorgfalt darauf verwandt hat, dass diese Angabe dem Wissensstand bei Fertigstellung des Werkes entspricht. Für Angaben über Dosierungsanweisungen und Applikationsformen oder sonstige Behandlungsempfehlungen kann vom Verlag jedoch keine Gewähr übernommen werden. – Die Wiedergabe von Gebrauchsnamen, Handelsnamen, Warenbezeichnungen usw. in diesem Werk berechtigt auch ohne besondere Kennzeichnungen nicht zu der Annahme, dass solche Namen im Sinne der Warenzeichen- und Markenschutz-Gesetzgebung als frei zu betrachten wären und daher von jedermann benutzt werden dürften.

Bibliografische Information der Deutschen Nationalbibliothek

Die Deutsche Nationalbibliothek verzeichnet diese Publikation in der Deutschen Nationalbibliografie; detaillierte bibliografische Daten sind im Internet über <http://dnb.d-nb.de> abrufbar.

ISBN 978-3-497-02278-6 (Print)
ISBN 978-3-497-60047-2 (E-Book)
ISSN 0939-558X

Printed in Germany
Covermotiv: © JCB Prod / panthermedia.net
Satz: FELSBERG Satz & Layout, Göttingen

Ernst Reinhardt Verlag, Kemnatenstr. 46, D-80639 München
Net: www.reinhardt-verlag.de E-Mail: info@reinhardt-verlag.de

Inhalt

Vorwort

Der Titel des Buches „Der vergessene Schmerz – Schmerzmanagement und -pflege bei Demenz“ beschreibt schon für sich alleine wunderbar und eindringlich das Anliegen der beiden Autorinnen: sich einem Thema zu widmen, wie es bisher in dieser Form noch nicht betrachtet, analysiert und mit vielen praktischen Fallbeispielen und Handlungsanweisungen für Menschen im täglichen Umgang mit Demenzpatienten beschrieben wurde.

Den beiden Autorinnen gelingt es auf eindrucksvolle Weise, ihre Schwerpunkte aus der jeweiligen Berufspraxis und das damit verbundene bemerkenswerte Fachwissen – Begleitung von Demenzpatienten einerseits und Schmerztherapie im Bereich Palliativ Care andererseits – in dem vorliegenden Werk zusammenzuführen.

Rosmarie Maier, examinierte Altenpflegerin und Lehrerin für Pflegeberufe und seit über zehn Jahren als freiberufliche Referentin in verschiedenen stationären Einrichtungen tätig, begleitet selbst seit über zwanzig Jahren Demenzkranke und schult Menschen, die im täglichen Umgang mit Demenzpatienten stehen. Bereits ihr erstes Buch „Ich will dich doch erreichen – Begegnungen mit demenzkranken Menschen ermöglichen“ spiegelt ihr großes Fachwissen und insbesondere ihr Besterben wieder, diese Menschen im Kern ihres Wesens zu erreichen und einen wertschätzenden Umgang mit ihnen zu pflegen.

Petra Mayer arbeitete viele Jahre als Krankenschwester und später als Palliativ Care Fachkraft und setzt mittlerweile ihren Schwerpunkt auf Schulung für Palliativ Care und Schmerzmanagement sowie die praktische Tätigkeit in der ambulanten Schmerztherapie. Damit gibt sie den wichtigen Impuls der Schmerztherapie im vorliegenden Buch, basierend auch wiederum auf der großen praktischen Erfahrung in der Begleitung von Schwerstkranken und Sterbenden.

Aus der alltäglichen Praxis in der Versorgung dieser Menschen entstand bei den Autorinnen das Bedürfnis, dieses Buch zu schreiben: Menschen mit Demenz erleiden Schmerz und haben Schmerzempfinden wie jeder andere gesunde oder kranke Mensch auch; Schmerz, der psychosozialer, spiritueller, aber eben auch rein körperlicher Natur sein kann. Nur ist es diesen Menschen aufgrund ihrer Erkrankung häufig nicht möglich, diesen Schmerz in der Form zu äußern, dass er von den Betreuenden auch immer als solcher wahrgenommen und verstanden wird und somit adäquat behandelt werden kann. Die Not der Kranken wird zur Not der Pflegenden, die fortwährend in ihrem beruflichen Alltag mit dem daraus entstehenden Leid der Menschen konfrontiert werden. Dies immer wieder beobachtend, gehen die Autorinnen im besonderen Maß auf das Leid der Betreuenden ein. Sie identifizieren sich mit ihnen und beschreiben vielschichtige Ausdrucksvarianten der Schmerzäußerungen und Schmerzwahrnehmung zum besseren Verständnis der Demenzkranken. Unterstützt wird dies insbesondere durch die zahlreichen, eindrucksvoll geschilderten Fallbespiele zur Wiederkennung dieser unterschiedlichsten Facetten und bietet damit für die Leserin und den Leser enorme Hilfestellung.

Desweiteren gehen die Autorinnen der Frage nach dem „Warum" der mangelnden Schmerztherapie bei diesen Patienten nach. Sicherlich ist immer noch die Angst vieler Ärzte vor nicht einzuschätzenden Wirkungen und Nebenwirkungen der Medikation die Hauptblockade bei der Verabreichung von suffizienten Schmerzmitteln. Fehlende Erfahrung und Unwissen über Schmerztherapeutika, insbesondere stark wirksamer Opiate, veranlassen viele Ärzte leider immer noch dazu, diese nicht zu verabreichen. Den Patienten wird somit eine ausreichend wirksame Schmerztherapie vorenthalten. Fortschritte, die in den letzten Jahren bei der – insbesondere palliativen – Versorgung von Tumorpatienten gemacht wurden, finden leider häufig bei Demenzpatienten noch keine Anwendung. Ihre „Anerkennung" als geriatrischer Palliativpatient fällt vielen Kollegen noch sichtlich schwer. Palliativpatient bedeutet vielerorts immer noch gerne Tumorpatient!

Bei einem außerordentlich hohen Anteil an Betroffenen in Alten- und Pflegeheimen sollte jedoch das Augenmerk gerade auf die Menschen mit Demenz fallen und die Wichtigkeit des Themenkomplexes „Schmerz und Demenz" in den Fokus gerückt werden. Tragischerweise findet Schmerztherapie oft nur auf niedrigstem Niveau Anwendung und die Demenzkranken sind somit hilf-und schutzlos in ihrer Situation.

Meist ist es die fehlende Erfahrung und fehlendes Fachwissen, die Angst verbreiten und unsicher machen. Umgekehrt: Wissen schafft Sicherheit! Mit aus diesem Grunde spricht das Buch auch uns als Ärzteschaft an, will uns ermutigen, aus der Erfahrung jener zu schöpfen, die den tagtäglichen Umgang mit den Patienten pflegen, ihr Leid erleben und uns deshalb ihr Fachwissen im vorliegenden Werk so eindringlich näher bringen wollen. Es soll ermutigen, das Wagnis, Schmerzen zu lindern, einzugehen und wieder mehr Sicherheit in der Schmerztherapie auszustrahlen und sie damit aktiv anzuwenden.

Doch neben den grundlegenden sowie neuesten Empfehlungen zur medikamentösen Schmerztherapie sind auch und ganz im Besonderen nichtmedikamentöse Maßnahmen zur Linderung von Schmerzen ein besonderes Anliegen der Autorinnen.

Der Umgang mit Demenzkranken ist ein Spiegel des unseres Umgangs miteinander und der Gesellschaft mit sich selbst. „Philosophisch“ gehen Rosmarie Maier und Petra Mayer immer wieder auf die „wertschätzende Grundhaltung“ als wesentliches Grundelement des Patientenumgangs ein. Nur diese Grundhaltung zusammen mit dem „Sich-Einlassen“ auf das eigene Ich und auch den eigenen Schmerz führt zu einem „gesellschaftlichen Heilungsprozess“. In dem Moment, in dem der Schmerz nicht mehr vergessen, sondern wahr- und vor allem ernst genommen wird, können wir die Menschen erreichen und ihnen helfen.

Insofern bietet dieses Buch für alle, die Demenzpatienten begleiten – Angehörige, Pflegende, Betreuende, Ärzte – ein umfangreiches Kompendium an Fachwissen, praktischen Fallbespielen und neuen Zugangswegen in der Begleitung mit diesen zum Teil so schutzlosen „vergessenen“ Patienten. Es ist ein Aufruf an uns alle, die sich im Umgang mit ihnen befinden, sie auch vor dem Hintergrund der Schmerztherapie ganzheitlich zu betrachten.

Das Buch bietet eine wunderbare Möglichkeit, sich fortzubilden und die Erfahrungen derer zu nutzen, die schon jahrelang mit den Menschen zusammenarbeiten. Dadurch gelingt es uns hoffentlich, neben den von uns bereits durchlebten Erfahrungen und der eigenen wertschätzenden Haltung, mehr Sicherheit auszustrahlen und mit neuem Mut zur „ganzheitlichen“ Linderung der Schmerzen und des damit verbundenen Leids der Menschen beizutragen.

Dr. med. Petra Dietz-Laukemann,
Zentrum für ambulante Hospiz-
und Palliativversorgung, München Land

1 Grundhaltungen im Umgang mit Schmerz und Demenz

1.1 Der Personenkreis, für den wir das Buch geschrieben haben

Dieses Buch soll zum Ersten zur Linderung der Not, des Leides und der Schmerzen solcher Menschen dienen, die nicht mehr in der Lage sind, ihre Bedürfnisse klar zu äußern. Die nicht mehr in der Lage sind, ihren Schmerz *so* zu äußern, dass er von den sie Betreuenden leicht gesehen und verstanden werden kann. Die nicht mehr in der Lage sind, von ihren Begleitern, eine ihnen entsprechende medikamentöse und nicht medikamentöse Therapie einzufordern: Menschen mit Demenz.

Gleichermaßen soll es aber auch zur Linderung der Not, des Leides und des Schmerzes von Menschen dienen, die bereit sind, zu lernen, den eigenen Schmerz und den Schmerz anderer Menschen wahrzunehmen. Die erwägen, ihm – dem Schmerz – buchstäblich immer mehr *ins Gesicht zu sehen*! Menschen, die „wissen" wollen, wie sich Leid lindern lässt und die die Hoffnung haben, dass die Not zu lindern *ist*. Menschen, die immer wieder den Mut aufbringen, sich für abhängige und schutzlose Menschen einzusetzen und dafür, es anders zu tun, als es bisher getan wurde: Menschen, die betreuen und begleiten.

Und es ist zum Dritten für die Gesellschaft geschrieben, damit für diese sichtbar, spürbar und nachvollziehbar werden kann, welch verantwortungsvoller und komplexer Aufgabe sich Betreuende stellen (müssen), wenn sie Menschen mit Demenz in ihrem Schmerz begleiten wollen. Dafür, dass die Gesellschaft zunehmend erkennt, wie sehr Betreuende ihre mentale und praktische Unterstützung brauchen, um diese herausfordernde Aufgabe stellvertretend *für sie* ausführen zu können. Denn es ist die Verantwortung und ethische Aufgabe einer Gesellschaft, dass sie würdevoll mit *ihren* an Demenz erkrankten Menschen umgeht bzw. dafür sorgt, dass andere würdevoll für die kranken Menschen sorgen können. Damit setzt jeder Einzelne als Teil der Gesellschaft den Grundstein, wie mit *ihm* – wenn *er* an Demenz erkrankt – und *seinen Schmerzen* umgegangen werden wird.

Nicht zuletzt ist das Buch für die Personen an den verantwortlichen Stellen (der Krankenkassen, der Politik, der Geschäftsführung von Pflegeeinrichtungen usw.) geschrieben, denn sie treffen wesentliche Entscheidungen darüber, welche Mittel zur Verfügung stehen, damit die Betreuenden Menschen mit Demenz in ihrem Leid achtsam und kompetent begleiten können. Möge ihnen der Inhalt des Buches Aufschluss darüber und Orientierung dazu geben, welche Mittel nötig sind und wie sie verteilt werden müssen, damit Betreuende diese hohe Qualität der medizinisch-pflegerischen Leistungen erbringen können, die letztendlich auch von den oben genannten Stellen und von der Gesellschaft eingefordert wird.

Das Buch will nicht anklagen, sondern Ursachen und Wechselwirkungen aufzeigen. Auch dann nicht, wenn es „den Finger in die Wunde legt". Es *muss* die „Wunde" aufzeigen, denn: „Solange wir nicht wirklich anerkennen, wie es ist, können wir die Situation nicht verbessern." (Verfasser unbekannt). Auch in diesem Sinn will das Buch einen Beitrag leisten. Als Interventionsgrundlage dient unsere langjährige berufliche Erfahrung im Bereich Palliative Care für Menschen mit Demenz und in der psychosozialen und spirituellen Begleitung von Menschen mit Demenz.

Obwohl es inzwischen die Ausbildungen zur Gerontopsychiatrischen Fachkraft und zur Palliative-Care-Fachkraft gibt und in den Einrichtungen eine gewisse Anzahl an diesen Fachpersonen beschäftigt werden muss, ist das Schmerzmanagement für Menschen mit Demenz in der Praxis (→ Kapitel 3.1) äußerst defizitär. Irrtümlicher Weise wird häufig angenommen, das Schmerzmanagement für Menschen mit Demenz würde von diesen Fachkräften abgedeckt. Aber so ist es nicht: Das Schmerzmanagement für Menschen mit Demenz mit seinen besonderen Anforderungen ist nicht der Standard dieser Qualifikationen. Dies stellen die betroffenen Fachpersonen nicht selten mit Entsetzen in unseren Fortbildungen selbst fest.

Die Grundlage des Buches sind die ethischen Werte der „Charta der Rechte hilfe- und pflegebedürftiger Menschen". Möglicherweise werden Sie als Leser in diesem Buch an Stellen kommen, die Zweifel an der möglichen Umsetzung der Empfehlungen in Ihnen hervorrufen (Wer soll das leisten?, Wer soll das bezahlen? usw.), oder an Abschnitte, die Ihnen „unter die Haut gehen", Sie ganz tief berühren, erschrecken, ja sogar erschüttern, oder an Worte, die Ihnen Mut machen und Ihre Hoffnung auf Linderung stärken.

Aus unserer Erfahrung wissen wir, dass sich das tatsächlich „Nötige" und das tatsächlich „Machbare" erst zeigen können, wenn eine oder mehrere Personen beginnen, es zu erkennen und zu tun. Die Gefühle des Zweifels, der scheinbaren Aussichtslosigkeit und Resignation sind uns selbst durch unseren Alltag wohlbekannt. Aber auch: die Hoffnung, der Mut, die innere Überzeugung, die Sinnerfahrung, die Bereitschaft „dran zu bleiben“ und den Weg weiter zu gehen!

Den Betreuenden wird in diesem Buch (vielleicht ungewöhnlich) viel Raum gegeben. Denn es ist uns sehr wichtig, bezogen auf das Thema Schmerz, die Dynamik der Interaktion zwischen der Person mit Demenz und der sie Betreuenden zu thematisieren. Zusammenhänge und Wechselwirkungen von Sichtweisen, Haltungen und Handlungen werden insbesondere im Kapitel 1.3 und im Kapitel 8 sehr konkret dargestellt. Da es unsere Absicht ist, möglichst das „Ganze“ aufzuzeigen, beschreiben wir ebenso die Not der Betreuenden, damit auch sie für den Leser sichtbar und nachvollziehbar wird! Unter „Betreuende und Begleitende“ sind in diesem Buch alle Personen zu verstehen, die in jeglichem Sinne mit Menschen mit Demenz zu tun haben: Angehörige, Freunde, Priester, Seelsorger, Pflegende, Palliative-Care-Fachkräfte, gerontopsychiatrische Fachkräfte, Ärzte, Physio- und Ergotherapeuten, Alltagsbegleiter, Sozialpädagogen, Hospizbegleiter usw.

Erfahrungsgemäß können nur bei Bemühungen, die Gesamtzusammenhänge zu bedenken, hilfreiche Lösungsansätze entwickelt werden. Möge es uns mit diesem Buch gelungen sein, zu solchem Ansatz zu ermutigen.

> *„Wir schreiten nicht von unseren Fehlern zur Wahrheit voran, sondern von Wahrheit zu Wahrheit. Deshalb müssen wir darauf achten, niemals jemanden für das zu verurteilen, was er tut, weil er im selben Augenblick sein Bestmögliches tut. Wir lernen nur durch Erfahrung.“* (Swami Vivekananda)

1.2 „Der vergessene Schmerz“ von Menschen mit Demenz – oder einer Gesellschaft

1.2.1 Wer hat den Schmerz vergessen?

Der Demenzpatient oder sein soziales Umfeld? Beides kann zutreffen. Der soeben erfahrene Schmerz – egal, ob körperlich, psychosozial oder spirituell – kann möglicherweise im nächsten Moment nicht mehr erinnert werden. So, als wäre er nicht da gewesen. Oder: Das Leid, das erlebt und gespürt wird, kann nicht als Schmerz *benannt* werden.

Oder die Betreuenden? Vergessen sie, dass Menschen mit Demenz an Schmerzen leiden können? Vergessen sie, dass die „Vergesslichen" auch nicht mehr in der Lage sein können, Schmerzen zu erinnern und Schmerzen klar auszudrücken? Haben sie vergessen, dass Menschen mit Demenz leidensfähig sind?

Oder aber: Haben die Betreuenden und die Gesellschaft *ihren eigenen* Schmerz vergessen? So, als gäbe es ihn nicht – mehr – in ihnen. Weggepackt, in inneren Räumen, gut verstaut in inneren Kisten, zugeschnürt ... den Schmerz

- der Angst vor der eigenen Hinfälligkeit und Verletzbarkeit,
- der vollständigen Abhängigkeit vom Wohlwollen der anderen,
- der Hilflosigkeit gegenüber sich selbst und dem Leid der anderen (die ethische Ohnmacht),
- der Einsamkeit mit der Sorge um sich selbst,
- des Gefühls der Sinnlosigkeit und der Gottverlassenheit,
- keine Bedeutung und keinen Wert zu haben,
- des eigenen Körpers (der sich immer wieder in seiner Sprache meldet und ignoriert wird bis ...),
- nicht gehört und nicht verstanden zu werden,
- ignoriert und bestraft zu werden,
- verkannt zu werden usw.

Könnte das mit ein Grund sein für die erschwerte Wahrnehmung und Behandlung von Schmerzen bei Menschen mit Demenz (→Kapitel 1.3 und 5.1)? Liegt es auch noch an etwas anderem als an Rahmenbedingungen und Finanzierungssystemen, dass ein professionelles Schmerzmanagement so schwer zu verwirklichen scheint?

Aus unserer Sicht ist der bisherige Umgang mit (dem Schmerz von) Menschen mit Demenz auch als Spiegel des Umgangs der Gesellschaft mit sich selbst zu sehen. Sozusagen als Abbild des persönlichen Umgangs jedes Einzelnen mit seinem eigenen Schmerz und dadurch mit dem Schmerz der anderen. Unter Gesellschaft verstehen wir alle – auch professionelle – Begleiter wie Ärzte, Pflegende und betroffene Angehörige usw. Besonders im Umgang mit Menschen mit Demenz erfahren wir als Begleitende, wie diese die Kontrolle über sich und ihr Leben verlieren. Diese Tatsache ist einer der größten Nährböden für überwältigende Ängste!

Die Vermeidung eines echten Kontaktes mit diesen Menschen und *damit mit uns selbst* ist meist die Folge (→ Kapitel 1.3). Sie erinnern uns zu sehr an unsere eigene Hinfälligkeit und Verletzbarkeit und an unseren eigenen „Lebens"-Schmerz. Doch wie vermögen wir *ihre* Schmerzen wahrzunehmen und anzuerkennen, solange wir nicht einmal unseren *eigenen* Schmerz wahrnehmen und anerkennen (können/wollen)?

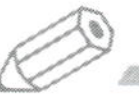

Das Sich-Einlassen auf den eigenen Schmerz ist der Beginn eines (gesellschaftlichen) Heilungsprozesses.

1.2.2 Den eigenen Schmerz wahrnehmen lernen

Es geht nicht darum, den eigenen Schmerz wahrnehmen zu müssen, sondern *zu dürfen!* Sich selbst zunehmend zu- und einzugestehen, verletzbar zu sein und bereits Verletzung erfahren (und zugefügt!) zu haben. Menschen mit Demenz können durch ihr Verhalten, Schmerz zu zeigen, unseren ehemals erlebten, verborgenen Schmerz aktivieren. Auch wenn dieser noch so gut in unseren inneren Kisten verschnürt zu sein scheint. Folgende Beispiele machen deutlich, wie eigener, uneingestandener Schmerz die Wahrnehmung fremden Schmerzes erschwert, ja unmöglich macht:

- z. B. der Betreuende, der an sich selbst den körperlichen Schmerz übergeht, trotz Rückenschmerzen pflegebedürftige Menschen hebt und beständig über seine eigenen Grenzen von Belastbarkeit geht. Wie kann/soll er den Schmerz anerkennen, den der alte demenzkranke Mann beim Transfer äußert?
- z. B. die Ärztin, die von einem Patienten zum nächsten hetzt, ihre eigenen Bedürfnisse nach Ruhe, Entlastung, Essen und Trinken übergeht. Wie kann/soll sie die depressive, demenzkranke alte Frau in ihrem „ewig gleichen" Schmerz ernst nehmen können?
- z. B. die Angehörige, die (von ihren Eltern) gelernt hat, die Zähne zusammenzubeißen und nicht zu klagen, wenn es wehtut. Wie soll sie auf ihre Mutter eingehen und sie ernst nehmen (können), wenn diese beim Gehen schreit: „Ich kann nicht mehr!"
- z. B. der Politiker, der mit viel Disziplin, Leistung und Willensanstrengung seine verantwortungsvolle Aufgabe erreicht hat.

Wie kann/soll er den Lebenssituationen und dem Leid von demenzkranken Menschen ins Gesicht sehen, wo doch in deren Leben diese „Werte" zusammenbrechen?

- z. B. der sportliche Nachbar, der mit beständigem Training seinen Körper zu Höchstleistung bringt. Der auf seine Körperkontrolle, seinen Willen und seine Körperkraft und -funktion setzt. Wie kann/soll er sich der Hinfälligkeit seines demenzkranken Freundes stellen? Und wie dessen Existenzängste und zunehmenden Kontrollverlust empathisch begleiten?

In den Bereichen, in denen wir uns selbst übergehen, hart geworden sind gegenüber uns selbst, Unbehagen und Schmerz unseres Körpers ignorieren, uns für unsere Gedanken, Gefühle und Bedürfnisse verurteilen, statt sie liebevoll wahrzunehmen, wird es uns nicht möglich sein, achtsam und verständnisvoll mit anderen (insbesondere abhängigen) Menschen umzugehen. Im Gegenteil: Unsere „wahre" Haltung (uns selbst gegenüber) wird immer wieder durchbrechen, auch wenn wir das gar nicht wollen. Genau gesagt: Wir merken in der Regel gar nicht, wie wir mit *uns selbst* umgehen. Es ist uns nicht bewusst. Auch deshalb merken wir nicht, dass wir mit anderen Menschen genauso umgehen. Diese „Übertragung" findet also in der Regel unbewusst (und ungewollt) statt.

Aber es gibt Abhilfe. Wir können uns unsere „Gedankenmuster" und „Verhaltensmuster" immer bewusster machen und lernen, sie zu unterbrechen. Dazu eine persönliche Erfahrung einer Angehörigen:

> Ich begleite meine Mutter seit fünf Jahren in ihrer demenziellen Erkrankung. Das letzte Jahr gab es immer wieder Tage, an denen sie morgens nicht aufstehen wollte. Sie sagte immer nur: „Ich will heute liegen bleiben." Das konnte ich keinesfalls verstehen und auch nicht akzeptieren, wo sie doch immer Wert darauf gelegt hat, sich „nicht gehen zu lassen". Ich habe *durch sie* in meiner Kindheit gelernt: „Man darf sich nicht gehen lassen!" Sie war eine strenge und geradlinige Mutter ohne Klagen. So habe auch ich die Stärke entwickelt, zielstrebig und diszipliniert zu sein.
> Und jetzt will sie nicht aufstehen. Wenn ich dann versuchte, sie aus ihrem Bett zu locken und ggf. zu ziehen, schrie sie fast hysterisch: „Lass mich, ahh … ahh …!" So eine Mutter kannte ich ja gar nicht. Das machte mich richtig wütend auf sie, dass sie sich wegen nichts so anstellt. Erst nach Monaten erzählte ich einer Freundin davon. Bei diesen Gesprächen wurde mir jedes Mal sehr schmerzlich im-

mer mehr bewusst, dass meine „Stärke“ auch zur „Schwäche“ werden kann und dass in mir ein alter Schmerz in Bezug auf meine Mutter ist. Es tat mir als Kind oft weh, wenn meine Mutter mit ihren oben genannten Worten auf meinen Kummer reagierte. Ich habe mich damit nicht verstanden und ernst genommen gefühlt. Sie ging einfach mit ihren Worten über meine Gefühle hinweg. Dabei merkte ich in den Gesprächen mit meiner Freundin auch, dass ich das (inzwischen) mit mir selbst genauso mache! Ich gehe sowohl über meine Gefühle hinweg als auch über die meiner Mutter …
Erst durch dieses zunehmende Bewusstwerden meines „alten“ Schmerzes entwickelte ich einen verständnisvollen Umgang mit mir selbst. Ich übernahm die Verantwortung dafür, wie ich in Zukunft mit mir selbst umgehe. Und: Ich fing an, das jetzige Verhalten meiner Mutter ernst zu nehmen und zu hinterfragen. Dabei stellte sich heraus, dass sie unter einer schmerzhaften Osteoporose litt und manchmal auch Schmerzmittel benötigte, um aufstehen zu können. Ich bekam einen neuen Zugang zu mir selbst und konnte so auch meiner Mutter ihr vermehrtes Bedürfnis nach Entspannung und „sich gehen lassen“ zugestehen.

Wie das Fallbeispiel zeigt, dachte die Tochter nicht im Geringsten daran, dass ihre Mutter Schmerz erleidet. Und damit hat sie ihr ungewollt noch weiteren Schmerz zugefügt: ignoriert werden, übergangen werden, unter Druck gesetzt bzw. gezwungen werden, verkannt werden, nicht gehört und nicht verstanden werden usw.

Solche Situationen können Auslöser dafür sein, dass wir beginnen, das eigene Erleben wahrzunehmen und zu reflektieren. Darin liegt eine große Chance, das, was tatsächlich an eigenen Verhaltensmustern abläuft, zu erkennen und zu erfahren, wie sie sich verwandeln. Und wie aus einem „Müssen“ ein „Dürfen“ wird.

1.2.3 Den eigenen Schmerz annehmen

Wann können wir sagen: „Ich habe meinen oder diesen Schmerz in mir angenommen. *An mich – an mein Herz – zu mir – genommen. Anerkannt, dass er zu mir gehört.* Ein Teil von mir ist, auch wenn er sich wieder verändern kann/wird.“

Vielleicht ist das Annehmen des eigenen Schmerzes keine einmalige und aktive Tat. Sondern vielmehr etwas, das bestenfalls „von selbst geschieht“, zu seiner Zeit. Und vielleicht ist es auch eine „Gnade“, den eigenen Schmerz annehmen zu können/dürfen. Das kann bedeuten, dass wir eines Tages überrascht erkennen, dass *es ein-*

fach geschehen ist. Und wir z.B. uns innerlich nicht mehr verschließen (müssen), wenn uns andere Menschen ihren Schmerz zeigen.

Menschen, die erfahren haben, dass sie ihren Schmerz angenommen haben, berichten meist auch von einer Wesensverwandlung. Sie erleben ggf. eine Abschwächung ihrer bisherigen sich selbst (und andere) verletzenden Verhaltensweisen, die ehemals aufgrund dieses früh erfahrenen Schmerzes entstanden sind. In dem Maße, wie sie sich selbst sein lassen können, fühlt auch ihr Gegenüber sich wertgeschätzt.

Es erfordert viel Mut, Kraft und oft eine professionelle Begleitung, um sich selbst verstärkt dem eigenen (verdrängten) inneren Schmerz stellen zu können. Es liegt in der persönlichen Freiheit jeder Person, inwieweit sie dies überhaupt anstrebt. Dieser Prozess ist von niemandem einzufordern! Bestenfalls erkennt die Person für sich selbst, dass dadurch eine Linderung des eigenen Leides möglich sein kann. Eine professionell begleitete Vergebungsarbeit kann dabei sehr unterstützend oder sogar „nötig" sein.

> Da jeder Einzelne Teil der Gesellschaft ist, trägt sowohl das unbewusste Wirken als auch das bewusste Sich-Auseinandersetzen mit der eigenen „Innenwelt" dazu bei, wie sich unser Umgang mit unseren Mitmenschen, also auch den Menschen mit Demenz, gestaltet und wie wir ihre Signale wahrnehmen und deuten. Aus dieser Grundhaltung heraus betrachtet ist jede Person mitverantwortlich, in welchem gesellschaftlichen Klima abhängige und schutzlose Menschen leben „müssen" oder „dürfen" – je nachdem, wie sie mit eigenem und fremdem Schmerz umzugehen vermag.

Auszug der Thesen zur Ethik der Schmerztherapie

Ethik-Charta der Deutschen Gesellschaft zum Studium des Schmerzes e.V. (DGSS 2007)

„1 Schmerzfreiheit ist ein wesentliches Element menschlichen Wohlbefindens.
2 Schmerztherapie ist ein fundamentales Menschenrecht.
3 Alle Menschen haben das gleiche Recht auf angemessene Schmerzlinderung.
4 Jeder Mensch hat ein Recht auf ein Sterben ohne Schmerzen, zur Not unter Inkaufnahme von Nebenwirkungen.

5 Schmerzlinderung soll im Einklang mit dem gebotenen Respekt vor der Autonomie des Patienten stehen.
6 Schmerztherapie darf nicht schaden.
7 Die Prävention chronischer Schmerzen erfolgt durch eine effektive Behandlung akuter Schmerzen.
8 Schmerz ist ein Bewusstseinsphänomen, das sich in den Dimensionen der Wahrnehmung, des Verhaltens und Erfahrung ausdrückt.
9 Schmerz hat stets auch eine kommunikative Bedeutung.
10 Die Therapie chronischer Schmerzen sollte mit klaren, erreichbaren Zielen verknüpft werden.
11 Jeder Patient sollte, wenn erforderlich, ein interdisziplinäres Therapieangebot erhalten.
12 Aktivität, Kreativität und Entspannung können Schmerzen erleichtern.
13 Schmerz und Freude schließen einander nicht aus.
14 Chronischer Schmerz behindert soziale Kontakte.
15 Der Schmerz des einen Menschen, betrifft auch die Mitmenschen. Alternativen zu Isolation und Einsamkeit sowie die Unterstützung von gesundem Verhalten sind zu fördern.
16 Eine regelmäßige indizierte Medikamenteneinnahme zur Prophylaxe ist in der Regel besser als eine Medikation nach Bedarf.
17 Schmerz- und Leidenslinderung haben in der medizinischen Betreuung des sterbenskranken Menschen einen höheren Stellenwert als die Erhaltung des Lebens um jeden Preis.
18 Insbesondere bei alten Patienten mit chronischen Schmerzen bedeutet dies eine weitere Einschränkung der Autonomie.“

1.3 Die wertschätzende Grundhaltung

Eine wertschätzende Grundhaltung im Alltag einzunehmen, mag nicht einfach sein. Denn besonders das Verhalten von Menschen mit Demenz kann zuweilen als sehr belastend erlebt werden. Betreuende machen die Erfahrung, dass Menschen mit Demenz sich „mit Händen und Füßen“ wehren können, und sie erleben sich nicht selten selbst dabei als das „Opfer“ dieser Abwehr. Dann kann es einem besonders schwer fallen, sich in das Erleben der Person mit Demenz einzufühlen bzw. ihr Verhalten möglichst wertfrei zu hinterfragen.

Gleichermaßen kann die wertschätzende Grundhaltung der Betreuenden gegenüber Menschen mit Demenz nicht oft genug erwähnt werden. Erfahrungsgemäß benötigen gerade Menschen mit Demenz diese ganz besonders in Bezug auf ihre möglichen Schmerzen. Deshalb wird die Notwendigkeit der wertschätzenden Grundhaltung in vielen Teilen des Buches immer wieder benannt.

Nachdem aber die Entwicklung einer wertschätzenden Grundhaltung anderen Menschen gegenüber davon abhängt und damit verbunden ist, inwieweit wir sie *uns selbst gegenüber* bereits entwickelt haben, betrifft dieses Thema erst einmal uns Betreuende selbst. Es greift in unseren zutiefst persönlichen Raum und in unsere Freiheit und kann deshalb nicht einfach eingefordert werden. Selbst wenn wir uns selbst (und anderen) gegenüber wertschätzend sein *wollen*, heißt es nicht, dass wir in dem nötigen und gewünschten Maße dazu in der Lage sind.

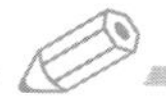

Das Entwickeln einer wertschätzenden Grundhaltung hängt nicht nur von unserem „So-sein-Wollen“, sondern vor allem von unserem Mut, unserer Bereitschaft, unseren Möglichkeiten und Voraussetzungen und von unserer unermüdlichen Geduld mit uns selbst ab. Es vollzieht sich als eine „lebenslange“ Hinwendung zu uns selbst und damit auch zu anderen.

1.3.1 Welche innere Einstellung ist unter einer wertschätzenden Grundhaltung zu verstehen?

Folgende Merkmale zeichnen eine wertschätzende Grundhaltung gegenüber sich selbst als Betreuender aus:

- Ich erkenne an, dass ich ein „Wesen“ mit Bedürfnissen bin.
- Es ist mir wichtig, meine eigenen Gefühle wahrzunehmen.
- Ich verstehe das Annehmen meiner eigenen Gefühle als fortwährenden, lebensbegleitenden inneren Übungsprozess.
- Ich entwickle eine Neugierde und ein ernsthaftes Interesse daran, mich selbst zu „ent“decken.
- Ich entwickle Verständnis für mich selbst und dafür, weshalb ich mich bisher so verhalten habe.
- Ich gestehe mir selbst eine innere Berührbarkeit zu.

- Ich gestehe mir selbst zu, dass ich Schmerz und Leid empfinde.
- Ich gestehe mir eine persönliche Abgrenzung im Umgang mit anderen zu.
- Es ist mir ein wichtiges Anliegen, zu lernen mit den eigenen Gefühlen und ggf. mit meinem eigenen Schmerz, Trauer, Kummer usw. umzugehen.
- Ich bin bereit, meine Gefühle und ggf. meinen Schmerz als Teil von mir anzuerkennen.
- Ich bin bereit, zu üben und zu lernen, die Verantwortung für mich und mein Erleben zu übernehmen.
- Ich bin bereit, mich für *hilfreiche Strategien* im Umgang mit meinen Gefühlen und ggf. mit meinem Schmerz zu öffnen und diese in meinem Alltag zu üben und zu entwickeln (→ Teil 5.1).

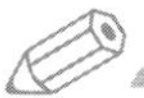

Unter *hilfreiche Strategien* sind keine Abwehrmechanismen gemeint, sondern Formen des Umgangs, die sowohl Offenheit und Nähe, Linderung oder Heilung, als auch nötige Abgrenzung erlauben.

Folgende Merkmale zeichnen eine wertschätzende Grundhaltung gegenüber der Person mit Demenz aus:

- Ich habe die innere Grundhaltung, dass die Person „trotz“ Demenz und trotz Depression *glaubwürdig* ist.
- Ich nehme die verbalen und nonverbalen Äußerungen einer Person mit Demenz ernst.
- Ich gestehe der Person mit Demenz eine persönliche Abgrenzung zu.
- Ich gestehe der Person mit Demenz zu, dass sie Schmerz *spürt*.
- Ich akzeptiere das subjektive Empfinden der Person mit Demenz, auch wenn ich es nicht verstehen kann.
- Ich bin bereit, das subjektive Erleben der Person mit Demenz durch validierende Gesprächsführung anzuerkennen und zu würdigen, so gut es mir möglich ist (→ Kapitel 7.3).
- Ich bin bereit, indirekte Schmerzzeichen möglichst unverstellt zu hinterfragen.
- Ich bin offen dafür, zu erkennen, dass meine bisherige Überzeugung nicht zutreffen muss.

1.3.2 Wie kann man eine wertschätzende Grundhaltung gegenüber sich selbst entwickeln?

Grundsätzlich ist diese Frage nicht nur in Bezug auf das Thema dieses Buches von großer Relevanz – wir werden uns aber auf diesen Zusammenhang beschränken. Folgende Beschreibung persönlicher Erfahrungen soll Antwort geben (Maier 2009):

> Wie können wir uns der eigenen Gefühle bewusster werden, damit wir uns darin wertschätzen können, wie wir selbst in der Begegnung mit Menschen mit Demenz fühlen?
> Ich habe die Erfahrung gemacht, dass es hilfreich ist, mir nach einer Begegnung mein *eigenes* Verhalten nochmal zu vergegenwärtigen und möglichst meine Gefühle dabei zu spüren. Auch das musste ich erst mal üben, aber mit jedem Mal fiel mir das leichter und ich konnte zunehmend klarer meine Gefühle dabei spüren. So wurde es mir immer mehr möglich, genau zu fühlen, wenn ich z.B. Angst hatte vor der Intensität der Emotionen des Menschen mit Demenz oder wenn ich mich überfordert und hilflos fühlte, sobald die Person laut schluchzend weinte, unaufhörlich schrie oder sich mit Händen und Füßen wehrte.
> Ich konnte mir zunehmend mehr erlauben, dass ich so fühlen darf, wie ich fühle. Ich musste mein mich irritierendes Fühlen nicht mehr wegdrücken. Weder meine Angst noch meine Scham, noch mein Unbehagen, noch meine Schuldgefühle, noch meine Unsicherheit. Ich lernte mein Fühlen „anzuschauen", wie es da ist. „Wie es sich in mir anfühlt", zu entdecken und immer genauer wahrzunehmen. Meine Gefühle brauchten sich sozusagen vor mir nicht mehr zu verstecken. Und ich mich nicht mehr vor ihnen. Und ich sie nicht mehr vor mir. So lernte ich sie (und daher mich) immer besser kennen und achten, auch wenn ich anfangs über meine eigenen Gefühle erschrocken, entsetzt und erschüttert war. Aber auf einmal schreckten sie mich weniger. Mit jedem erneuten Anerkennen meiner Gefühle veränderten sich diese auch. Sie wurden schwächer, tauchten nicht mehr so oft auf und hielten nicht mehr so lange an. Einfach, weil ich mich in ihnen kennengelernt hatte.
> Daneben machte ich mir auch Gedanken darüber, *woher* meine Ängste, mein Gefühl der Hilflosigkeit usw. rühren.
> Das war und ist für mich eine besonders intensive Auseinandersetzung mit mir selbst, aus der ich inzwischen sehr viel Verständnis und auch Mitgefühl für mich und andere Menschen entwickelt habe.
> Ich konnte für mich erkennen, dass meist nicht die Person mit Demenz in mir diese Gefühle „entstehen" ließ, sondern dass die Gefühle schon lange in mir vorhanden waren aufgrund eigener frühe-

rer Erfahrungen. Und dass die Person mit Demenz diese Gefühle durch ihr Verhalten lediglich in Schwingung brachte und dies umso mehr und umso bedrohlicher, je weniger ich mir eigener alter schmerzlicher Erfahrungen bewusst war. Was ich in mir selbst niederhielt, musste ich auch bei meinem Gegenüber zum Schweigen bringen.
In den Gefühlen aber, in denen ich mich annehmen und wertschätzen kann, ist es mir auch möglich, die Person mit Demenz (nicht nur diese) auszu„*halten*", anzunehmen und wertzuschätzen.
Diese Wertschätzung fließt in die Begegnung ein und so wird es mir selbst immer mehr möglich, in wertschätzender und empathischer Weise da zu sein und zu reagieren.

Wie dieser Ausschnitt eines persönlichen Entwicklungsweges zeigt, geht es um das überzeugte *„Dranbleiben" an sich selbst. Letztendlich wird jede Person ihre eigene Weise leben, sich zu „ent"wickeln, und dies wird Auswirkungen auf all ihre Beziehungen haben.*

1.3.3 Auswirkungen fehlender wertschätzender Grundhaltung

Besonders herausfordernd sind in der Praxis Situationen, wenn die Person mit Demenz zusätzlich unter Depressionen leidet. Betreuende können häufig deren Schmerzerleben nicht nachvollziehen. Dabei spielen falsche Überzeugungen und fehlendes Wissen der Betreuenden über das Schmerzverhalten und die Schmerztherapie bei Menschen mit Demenz (und Depressionen) eine wesentliche Rolle (→ Kapitel 3).

Frau Müller mit einer beginnenden Demenz und Depressionen klagt täglich über Schmerzen im Nackenbereich. Jedes Mal, wenn jemand ihr Zimmer betritt, klagt sie über Schmerzen. Sie lehnt die angebotenen Aktivitäten in der Gemeinschaft ab und will auch die Mahlzeiten alleine in ihrem Zimmer einnehmen. Sie zieht sich von allen zurück. „Ihr Jammern kann schon niemand mehr hören", sagen die Betreuenden. „Sie braucht halt Aufmerksamkeit!", meinen sie. Das Verhalten von Frau Müller, ihre täglich mehrfachen Schmerzäußerungen, wird einzig ihrer Depression zugeschrieben. Obwohl sie verbal klar ihre Schmerzen äußern kann, wird sie damit nicht ernst genommen. Dass sie häufig weint, ist daher nur verständlich und kann keinesfalls nur Symptom der Depression sein. Es wäre nicht verwunderlich, wenn sie immer depressiver würde, da ihr doch niemand glaubt. Nicht einmal ihr Hausarzt. Dadurch, dass sie zeitweise desorientiert ist, dabei ihre Dinge nicht mehr findet oder vergisst, dass sie ihre Medikamente schon eingenommen hat, ist sie für die Betreuenden noch weniger „glaubwürdig“ in ihren Schmerzäußerungen. Aber: Wie soll sie ihre Glaubwürdigkeit *beweisen*?

Vermutlich schwächt das fehlende Vertrauen der Betreuenden in die Schmerzäußerungen die Person mit Demenz in ihrem Selbstwertgefühl. Deren Selbstwahrnehmung und Aussagen über ihr Befinden werden nicht ernst genommen und führen *deshalb* zu keiner hilfreichen Konsequenz. Menschen mit Demenz können im Übrigen sehr feinfühlig unterscheiden, wer sie ernst nimmt und wer nicht. Und so äußert sich z. B. fehlende Wertschätzung in Aussagen über oder zur Person mit Demenz:

- „Die tut nur so …“
- „Die jammert ständig, schon zu Hause hat sie viel gejammert.“
- „Der will nur im Bett liegen bleiben.“
- „Der kann keine Schmerzen haben!“
- „Sie war schon immer so, ich behandle sie seit 20 Jahren.“
- „Er ist nur zu bequem, er könnte es selbst …“
- „Sie steigert sich immer schnell in was rein.“
- „Das ist nur psychisch bei ihr.“
- „Das, was sie tun will, kann sie schon.“
- „Er will immer im Mittelpunkt stehen.“

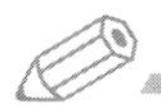

Falsche Überzeugungen von Betreuenden haben erhebliche Auswirkungen auf die von ihnen abhängigen Menschen mit Demenz. Falsche Überzeugungen abzulegen und durch angemessene zu ersetzen erfordert sehr viel Bereitschaft, für andere Erkenntnisse und Erfahrungen offen zu sein.

2 Die drei Schmerzebenen – körperlich, psychosozial und spirituell

Wenn von Schmerztherapie gesprochen wird, wird häufig „nur" an körperliche Schmerzen gedacht, die medikamentös und auch nicht medikamentös therapiert werden können. In diesem Teil des Buches soll der Schmerz auf den unterschiedlichen Ebenen des menschlichen Seins erklärt und ausführlicher dargestellt werden. Dabei orientieren wir uns am Modell „Total Pain" von Cicely Saunders, der Begründerin der Hospizbewegung, aus der heraus sich die heutige Palliativmedizin entwickelt hat. Saunders beschrieb schon in den 1960er Jahren, dass Schmerz auf einer körperlichen, psychosozialen und spirituellen Ebene stattfinden kann (siehe Abbildung 2.1) und dass Schmerz das ist, was der Betroffene als Schmerz empfindet.

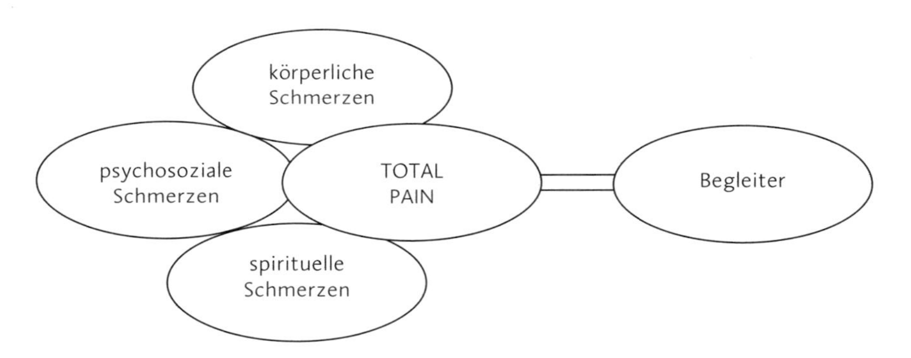

Abb. 2.1: Total Pain

Wie stark sein Schmerz ist, kann jeweils nur der Betroffene selbst empfinden und äußern. Er *selbst* ist der einzige Experte! Und dass der körperliche Schmerz nicht getrennt von den beiden anderen Schmerzebenen gesehen und gedeutet werden kann, muss mitbedacht werden. Jeder Mensch kennt das Gefühl von körperlichen Schmerzen und ihren Auswirkungen auf die Psyche. Und umgekehrt: Wie sehr seelische Schmerzen auch körperliche Beeinträchtigung nach sich ziehen können. Ebenso wirkt sich Schmerz auch auf unser soziales Umfeld aus. In seinen schwersten Stadien vermag sogar der Lebenssinn hinterfragt und angezweifelt werden.

2.1 Körperliche Schmerzebene

Körperlicher Schmerz wird in zwei Hauptäste eingeteilt, in den akuten und den chronischen Schmerz. Von Hippokrates, dem abendländischen Vater der Medizin, ist der Satz überliefert: „Der Schmerz, oh Mensch, ist nicht dein Feind." Hier ist der akute, physiologisch sinnvolle Schmerz gemeint, welcher uns zur Wurzel des Übels führt und uns ermahnt, rechtzeitige Gegenmaßnahmen zu ergreifen. Der Sinn ist, dass der körperliche Schaden möglichst gering ausfällt. Sehr anschaulich zu verstehen an einem kurzen Beispiel. Halten wir unsere Hand über eine brennende Kerze, so dauert es nur wenige Sekunden und wir ziehen diese reflexartig zurück. Warum? Weil wir Schmerzen empfinden! Hier übernimmt der Schmerz eine wichtige Warnfunktion, sodass weitere Schäden ausbleiben. Zurück bleibt der akute Schmerz, welcher durch entsprechende Maßnahmen gelindert wird und eine Erinnerung daran zurücklässt, die uns solchen Schmerzauslöser zukünftig meiden lässt.

Anders beim chronischen Schmerz: Der hat seine Warnfunktion verloren. Die Ursache des Schmerzes ist nicht mehr auszuschalten. Sie beruht in der Regel auf lang bekannten Leiden, wie z. B. den Abnutzungserscheinungen von Gelenken, die nicht mehr gebessert werden können bzw. weiter voranschreiten (degenerativ sind). Dieser Schmerz kann erst nachlassen, wenn er, sobald wie möglich, therapiert wird. Je länger aber dieser Schmerz anhält, desto unerträglicher wird er. Bereits der primäre Schaden, sobald er das Körpergewebe zerstört, führt zur Freisetzung von Substanzen, die die Schmerzrezeptoren empfindsamer machen. Bleibt dieser Zustand ungelindert, ist ein Teufelskreis in Gang gesetzt: Die Schmerzreize werden von nun an noch mehr wahrgenommen und die Schmerzrezeptoren beginnen, sich zu vermehren. Danach steigen Schmerzintensität und Schmerzdauer an und das betroffene, schmerzende Areal vergrößert sich. Dieser Vorgang wird von bestimmten Strukturen im Gehirn wahrgenommen und gespeichert. Dies nennt man das *Schmerzgedächtnis.* Von diesem Zeitpunkt an kann bereits die bloße Erinnerung an einen starken Schmerz den Schmerz erneut auslösen. Die Folge dieser Schmerzspirale (Wind-up-Phänomen) wird zu einer eigenen *Schmerzkrankheit*, durch die der gesamte Mensch in Mitleidenschaft gezogen wird (Kojer 2003).

Welche Krankheitsbilder treten vor allem beim geriatrischen Patienten auf? Wenn man in die Diagnoseblätter von geriatrischen Patienten sieht, sind zahlreiche Krankheitsbilder aufgelistet, die

Schmerzen verursachen können. Die Praxis zeigt aber leider auch, dass diese als solche kaum wahrgenommen werden, da sie oftmals „einfach hingenommen“ werden, ohne zu hinterfragen, welche Folgen diese Schmerzen für den alten Menschen haben. Hier besteht ein großer Bedarf an Sensibilisierung! In dieser Hinsicht sprechen die im Folgenden aufgeführten Krankheiten (siehe auch Abbildung 2.2) eine deutliche Sprache.

Osteoporose: Osteoprosoe ist die häufigste Erkrankung bei alten Frauen. Oft kommt es hier zu sehr schmerzhaften Einbrüchen der Wirbelkörper, die sogar den Spinalkanal verengen können, was zu massiven Schmerzen und neurologischen Ausfällen führt.

Degenerative Erkrankungen der Gelenke: Sie sind eine weitere schmerzhafte Diagnose. Gelenke, die Jahrzehnte z.T. zu hohes Körpergewicht getragen haben, nutzen sich ab! Die Folge können entzündliche Prozesse in den Gelenken und die Zunahme von Schmerzen sein!

Folgeerscheinungen von zurückliegenden Frakturen: Sie können ebenfalls anhaltende Schmerzen verursachen. Die gefürchtete Oberschenkelhalsfraktur gehört zu den häufigsten Brüchen bei alten Menschen. Diese werden zwar oftmals operativ versorgt, aber der geriatrische Patient, wenn er dann auch noch an einer Demenz leidet, wird sehr schnell in die Pflegeeinrichtung zurückverlegt. Eine weiterführende Schmerztherapie wird hier meistens „vergessen“! Gleiches ist bei Frakturen zu beobachten, die konservativ behandelt werden, also nicht durch einen operativen Eingriff wieder „gerichtet“ werden können, wie z.B. eine Steißbein-, Schambein-, oder Beckenringfraktur. Hier ist eine Mobilisation *ohne vorige medikamentöse Schmerzabdeckung unzumutbar* und grenzt an ungewollte und unbewusste Folter!

Die Kontraktur: Diese Funktions- und Bewegungseinschränkung der Gelenke ist eine häufige Begleiterscheinung bei pflegebedürftigen, geriatrischen Menschen. Sie entsteht durch die Verkürzung umliegender Weichteile wie der Muskeln, Sehnen, Bänder und Faszien. Die betroffenen Gelenke lassen sich sowohl aktiv wie auch passiv nicht oder nur schwer und in geringem Maße bewegen, dabei kann die Bewegung *schmerzhaft* sein. Das Ausmaß der Einschränkung kann bis zu einer vollständigen Versteifung reichen.

Die Behandlung aufgetretener Kontrakturen erfolgt überwiegend physiotherapeutisch. Vor den Bewegungsübungen werden aber in der Praxis meistens keine Schmerzmedikamente verabreicht. Somit werden diese Bewegungsübungen oft zur Qual für den Betroffenen. Auch **vor** der Grundpflege ist es in solchen Fällen unverzichtbar, bedarfsbezogen Analgetika zu verabreichen!

Harnwegsinfekte: Nicht unwesentlich sind Beschwerden und starke Schmerzen durch Harnwegsinfekte bei Menschen mit Demenz. Viele von ihnen leiden an einem *chronischen Harnwegsinfekt*, der jedoch oft lange unbemerkt bleibt. Die Betroffenen werden mit ihren Forderungen nach häufigen Toilettengängen, dem nächtlichen Umherwandern oder anderen indirekten Schmerzzeichen meist verkannt! Zu lange wird das „Schmerz"-Verhalten als „herausforderndes Verhalten" gedeutet und fälschlicherweise psychologisch oder demenziell begründet. Ein vorsorglicher Urinstatus ist bei oben genanntem Verhalten dringend zu empfehlen.

Mundhöhlen- und Zahnfleischerkrankungen: Hier soll auch erwähnt werden, dass zu den häufigsten Ursachen von Ablehnen von Essen und Trinken Zahn- und Mundhöhlenerkrankungen (z. B. Druckstellen in Folge von schlechtsitzenden Zahnprothesen oder Eiterherde an noch vereinzelt vorhandenen Zähnen) gehören. Deshalb sollte bei diesem Verhalten zuerst an derartige Beschwerden gedacht werden, da diese bei der Nahrungs- und Flüssigkeitsaufnahme Schmerzen verursachen können.

Neuropathische Krankheitsbilder: Dazu gehören z. B. die Gürtelrose (Herpes Zoster), die arterielle Verschlusserkrankung oder der Diabetes mellitus; sie können die Nervenbahnen so stark schädigen, dass neuropathische Schmerzen entstehen oder eine eigenständige Erkrankung, die Polyneuropathie, daraus folgt. Eine der schmerzhaftesten neuropathischen Erkrankungen ist die *Trigeminusneuralgie* (schmerzhafte Reizung des fünften Hirnnervs). Der Schmerz wird von Betroffenen als „vernichtend" beschrieben und ist medikamentös schwer therapierbar. Trotzdem kann medikamentös Linderung verschafft werden. Für Begleiter ist es hilfreich zu wissen, dass dieser Schmerz durch Kauen, Sprechen, Schlucken, Zähneputzen, Berührung im Gesicht und kalten Luftzug ausgelöst werden. Alle diese Schmerzbilder erfordern also eine besondere medikamentöse Therapie!

Tumorerkrankungen: Schließlich sind noch die Tumorerkrankungen zu erwähnen, die im Alter zunehmen! Viele ältere Menschen leiden an malignen (bösartigen) Tumoren. Diese werden vielfach zu spät diagnostiziert, was oft massive Schmerzen zur Folge hat.

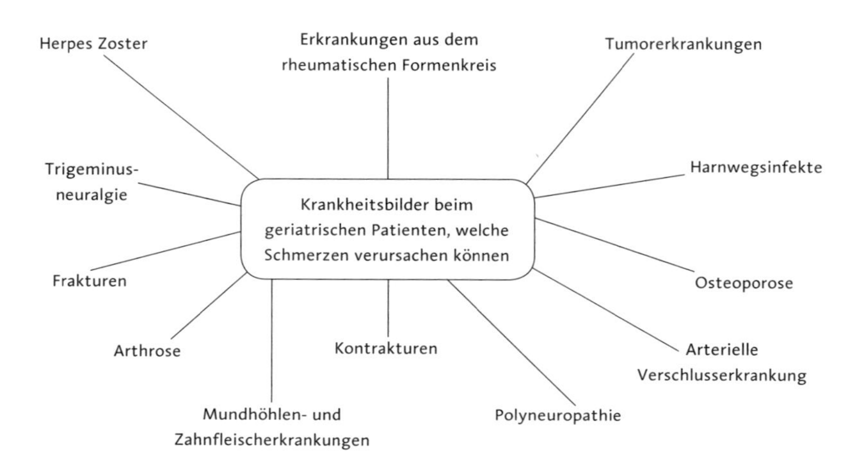

Abb. 2.2: Krankheitsbilder beim geriatrischen Patienten

Abschließend soll noch ein statistischer Überblick über solche Krankheitsbilder gegeben werden, die speziell chronische Schmerzen zur Folge haben. Insgesamt sind im Alter degenerative *muskuloskelettale Erkrankungen* mit einer Häufigkeit von 800/1000 Einwohner mit Abstand die beständigste chronische Erkrankung (Crombie 1999). So zeigt sich mit dem steigenden Lebensalter ein Anstieg von Gelenkschmerzen, mit Schwellung und Morgensteifheit, insbesondere der Kniegelenke. Bei mehr als 80% der Senioren über 65 Jahren ist die Arthrose dabei die Hauptursache der Funktionseinschränkung (MacCavery 1999). Die Häufigkeit der Schmerzen arthritischer Herkunft nimmt im Alter bedeutend zu, nämlich bis zu 85% bei den über 65-Jährigen. Zudem kommen bei älteren Menschen häufiger sturzbedingte Verletzungen, wie z.B. Frakturen des Oberschenkels oder des Oberarms vor (Winkler 2010). Wenn nun der Anteil an Demenzerkrankten in den stationären Pflegeeinrichtungen beachtet wird, der bei ca. 40 bis 60% liegt, ist dies ein aussagekräftiger Grund, sich dem Thema Schmerztherapie bei Menschen mit Demenz zu widmen! Denn es gilt als sicher, anzunehmen, dass auch Demenzerkrankte an den oben aufgeführten Erkrankungen leiden!

2.2 Psychosoziale Schmerzebene

Zu Beginn soll das Wort „psychosozial“ definiert werden, damit der psychosoziale Schmerz in der Praxis erkannt und wahrgenommen werden kann.

„**Psychosozial** ... umfasst alle Bereiche, die zum psychischen, emotionalen und sozialen Wohlbefinden des Patienten und seiner Familie beitragen, inklusive Fragen des Selbstwertgefühls und der Selbstwahrnehmung, Krankheitsverarbeitung und -bewältigung, Kommunikation, soziale und finanzielle Belange und Beziehungen zu anderen.“ (National Council for Hospice and Specialist Palliative Care Services 1997)

In Kapitel 8 des Buches finden Sie Fallbeispiele, in denen die unterschiedlich betroffenen Schmerzebenen von Menschen mit Demenz (und ihrer Betreuenden) erklärt und interpretiert werden, sowie Empfehlungen des konkreten Umgangs in solchen Situationen. Vorab sind hier die häufigsten psychosozialen Schmerzen von Menschen mit Demenz aufgelistet:

- die kognitiven Leistungseinbußen,
- der zunehmende Verlust der Kontrolle – die Menschen mit Demenz sind sich darüber bewusst, ihre Fähigkeiten zu verlieren,
- die Angst und Unsicherheit in Hinblick auf die Zukunft,
- das Erleben der eigenen Hilflosigkeit,
- das Schamgefühl gegenüber Angehörigen, Pflegenden und Mitbewohnern,
- das Fehlen von Bewältigungsstrategien,
- der Verlust der Erinnerung,
- das Nichtverstehen und Nicht-verstanden-Werden,
- die Missverständnisse, die aus mangelnder Kommunikation entstehen,
- das Fehlen von Wärme, Nähe und Vertrautheit,
- das Erdulden-Müssen von Respektlosigkeit und entwürdigendem Verhalten,
- die Einsamkeit – auch mitten in der Gesellschaft und Gemeinschaft,
- das Gefühl, ausgeschlossen zu sein.

Kojer et al. (2007, 62) stellt zum Thema Schmerz wesentliche und kritische Fragen, die zu denken geben: „Wir nennen es dann Endstadium der Demenz. Aber muss es so sein? Immer? Sind wir nicht häufig mit einem vermeidbaren, durch unerträglichen Lebensschmerz erzwungenen, inneren Selbstmord konfrontiert?"

2.3 Spirituelle Schmerzebene

„Spiritualität ist die Suche nach dem Sinn des Lebens. Religion ist ein möglicher Weg, diese Suche durchzuführen." (Paul Wilson)

Die spirituelle Schmerzebene lässt sich nicht exakt definieren, denn für das Wort „Spiritualität" gibt es unzählige Erklärungen. Wir verstehen unter dem Begriff Spiritualität den innersten Bereich eines *jeden* Menschen (auch mit Demenz), der existenziell bedeutsam ist, jedoch subjektiv von jedem einzelnen definiert wird. Fest steht, dass die Spiritualität eines Menschen etwas Unantastbares in sich trägt und dass dieses respektiert und gewahrt werden soll. Jeder Mensch hat in seiner Einzigartigkeit auch seine einzigartige Spiritualität – auch der Mensch mit Demenz. Und die Aufgabe von Pflegenden und Betreuenden besteht darin, dem Menschen mit Demenz auch in seiner Spiritualität zu begegnen, mit seinen Bedürfnissen und seinem Schmerz. Unter spirituellem Schmerz kann Folgendes verstanden werden:

- das Gefühl von Hoffnungslosigkeit,
- das Gefühl von Sinnlosigkeit,
- das Gefühl von Verlorenheit in der Welt,
- das Gefühl, nutzlos zu sein und von niemandem gebraucht zu werden,
- der Zusammenbruch des Selbstwertgefühls.

Was bedeutet es nun, den spirituellen Schmerz in der Pflege von Menschen mit Demenz zu berücksichtigen? Klar ist, dass es kein Medikament gegen spirituellen Schmerz gibt, welches verordnet werden kann, und sich die Symptome dann zurückbilden. Erschreckenderweise wird dies jedoch häufig in der Praxis versucht. Ein kurzes Beispiel soll dies klarer werden lassen.

> Herr Braun mit fortgeschrittener Demenz zeigt täglich bei der Körperpflege ein Abwehrverhalten. Er zeigt sein „Nicht-einverstanden-Sein" mit lautem Schreien, Hilferufen und Um-sich-Schlagen.

Er versteht auf der kognitiven Ebene nicht, was mit ihm geschieht. Er kann nicht nachvollziehen, warum er von zwei weiblichen Pflegepersonen im Intimbereich gewaschen werden soll. Es ist anzunehmen, dass Herr Braun sich hierbei hilflos, ausgeliefert und unverstanden fühlt, denn seine Hilferufe werden nicht berücksichtigt. Es ist naheliegend, dass er sich verloren fühlt und sein Selbstwertgefühl zusammenbricht. Jeden Tag erneut.
Meist ist in diesen Situationen ein vom Arzt verordnetes Psychopharmaka oder Sedativa gegen Unruhe und Aggressivität in der Bedarfsmedikation zu finden, welches dann auch bei Unruhe und Aggressivität bei der Körperpflege von den Pflegepersonen verabreicht wird. So liegt die Schlussfolgerung nahe, dass das Symptom des psychosozialen und des spirituellen Schmerzes beseitigt werden soll. Aber es ist damit nur das Symptom verschwunden, die Ursache bleibt ungeklärt. Mit dieser Handlungsmaßnahme ist dem Mann die letzte Möglichkeit genommen, seine Gefühle, seine Empörung und seine „Verletzung" durch das, *wie es geschieht* (und den möglichen körperlichen Schmerzen), mitzuteilen.

Spiritueller und psychosozialer Schmerz werden von den Betreuenden häufig nicht als solcher wahrgenommen. Meist verstärken sie durch ihr Verhalten – unbewusst und ungewollt – diesen Schmerz oder fügen ihn der Person mit Demenz sogar zu.

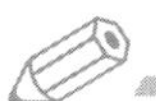

Eine Hauptursache im Zufügen von spirituellem und psychosozialem Schmerz liegt darin, dass Betreuende ihre eigenen Vorstellungen über die Person mit Demenz „pflegen" und nicht die Person mit Demenz selbst.

Um spirituellen Schmerz von Menschen mit Demenz zu erkennen, bedarf es zum einen Einfühlungsvermögen, Mitgefühl und ein hohes Maß an Verständnis. Aber auch die persönliche Auseinandersetzung mit Spiritualität ist wesentlicher Bestandteil, um Zugang zu dieser Schmerzebene zu finden. Im Folgenden sind Fragen aufgelistet, die dazu dienen können, sich mit Spiritualität auseinanderzusetzen, und aufzeigen, welche Haltung dem Menschen mit Demenz wirklich helfen kann:

- Fühle ich mich mit einer Kraft oder Macht verbunden, die größer ist als ich?

- Was ist der Sinn meines Lebens?
- Wie binde ich meine spirituelle Haltung in meine pflegerische Praxis ein?
- Woran glaube ich?
- Wen liebe ich und wer liebt mich?
- Was verstehe ich persönlich unter Spiritualität?
- Wie bin ich mit anderen im Umgang?
- Was würde ich an meinen Beziehungen verändern?
- Bin ich willens, die Beziehungen zu verändern, die mir Kummer bereiten? (Hicks 1999; Newshan 1998)

Die Abbildung 2.3 gibt noch einmal einen Überblick über den Total Pain bei Menschen mit Demenz.

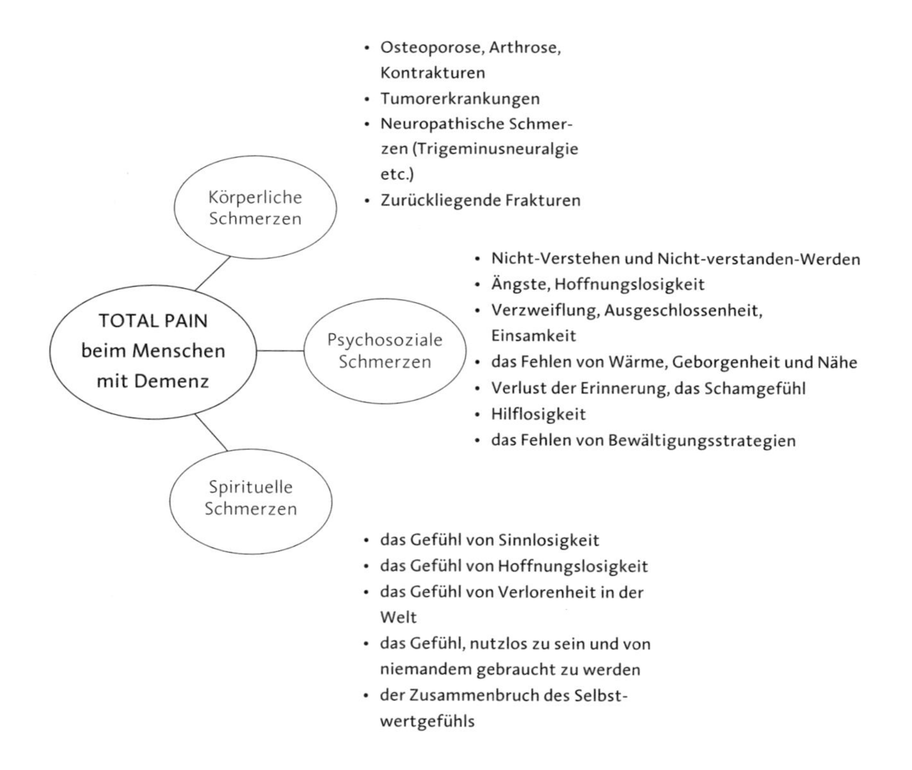

Abb. 2.3: Total Pain bei Demenz

3 Das Schmerzerleben von Menschen mit Demenz – der heutige wissenschaftliche Stand

Im folgenden Kapitel soll ein Überblick gegeben werden, wie umfassend und herausfordernd Schmerztherapie für Menschen mit Demenz sein kann. In diesem Abschnitt wird auf die allgemeine Schmerzphysiologie im Alter nur am Rande eingegangen, da die Therapie von Schmerzen bei Demenzerkrankten im Mittelpunkt steht. Des Weiteren soll ein Überblick über den aktuellen Stand der wissenschaftlichen Grundlagen zu diesem Thema gegeben werden.

In der Praxis zeigt sich häufig das Bild, dass Menschen, die an einer demenziellen Erkrankung leiden, sehr viel weniger über Schmerzen klagen als die Altersgruppe ohne demenzielle Erkrankung. Die Folge ist, dass auch deutlich weniger Analgetika verschrieben werden, als nötig wären. Über die Ursache, warum dies so ist, wird glücklicherweise von immer mehr Disziplinen der Fachwelt geforscht, was auch an der wachsenden Anzahl der Publikationen deutlich wird.

Es gibt sogar Thesen, dass sich bei Demenzpatienten Veränderungen der Schmerzverarbeitung einstellen, die aus einem verminderten Schmerzerleben resultieren. Wahrscheinlicher ist jedoch die Annahme, welche auch die Grundlage dieses Buches ist, dass die mit der Demenz einhergehende Verschlechterung der kognitiven und sprachlichen Fähigkeiten die Ursache ist, dass Demenzerkrankte mit einer adäquaten Schmerzmedikation unterversorgt sind. Dies würde gleichermaßen bedeuten, dass das Schmerzerleben unverändert ist und die betroffenen Menschen nur nicht mehr in der Lage sind, Schmerzen angemessen zu kommunizieren. Werden nun die Konsequenzen bedacht, die aus dieser Aussage hervorgehen, wird die Dringlichkeit weiterführender Forschung sehr deutlich. Unter anderem hat sich 2007 Miriam Kunz an der Otto-Friedrich-Universität in Bamberg dieser Herausforderung gestellt. In ihrem Buch (Kunz 2007) sind die Ergebnisse ausführlich und adäquat nachzulesen. Diese fließen jedoch auch in den nächsten Kapiteln mit ein. Bereits Mitte und Ende der 1990er Jahre haben sich Wissenschaftler mit der Thematik beschäftigt. So sind folgende Aussagen evidenzbasiert zu treffen:

- Bewohner in stationären Betreuungseinrichtungen leiden unter anhaltenden, nicht diagnostizierten und mangelhaft behandelten Schmerzen (AGS Panel 1998, Weiner 1999, Frampton 2003).

- 83% der Bewohner in stationären Betreuungseinrichtungen erleben regelmäßig Schmerzen, die zu Inaktivität, Depression und Reduktion der Lebensqualität führen (Ferrel 1995).
- Patienten ohne kognitive Schwäche erhalten dreimal mehr Analgetika als Patienten mit Demenz (Cohen-Mansfield 2002).
- Für Deutschland: 59% der Menschen mit Demenz in stationären Betreuungseinrichtungen leiden an nicht erkannten und nicht therapierten Schmerzen (Dräger 2010).

Wie in Kapitel 2 bereits beschrieben, sind die Konsequenzen schmerzhafter Erkrankungen im Alter schwerwiegender. Oft gesellen sich eine depressive Stimmungslage, verminderte Sozialisation und Schlafstörungen hinzu (Total Pain → Kapitel 2). Es ist unklar, ob das Auftreten von depressiven Zuständen im Alter erhöht ist. Sicher scheint allerdings zu sein, dass ältere chronische Schmerzpatienten nicht häufiger depressiv reagieren als jüngere. Hingegen haben Menschen mit demenziellen Erkrankungen häufig eine Depression als Begleiterkrankung. Bei einer vorhandenen Depression verändert sich das Schmerzempfinden gravierend! Wie Karl-Jürgen Bär in einer Studie (2006) feststellen konnte, klagen depressive Menschen etwa doppelt bis dreimal so häufig wie gesunde Menschen über Schmerzen. Dies ist jedoch nicht auf einen verstärkten Hang zum Jammern zurückzuführen, so Bär. Vielmehr konnte die Studie aufzeigen, dass sich bei einer depressiven Erkrankung das Schmerzempfinden verändert. Tiefe, aus dem Körperinneren kommende Schmerzen (die Organe, Muskeln und Knochen betreffend) werden von depressiven Menschen signifikant stärker empfunden als von Gesunden. Man kann davon ausgehen, so Andreas Winkler (2010), Ärztlicher Direktor der Klinik Pirawarth und Vorstand der Abteilung für neurologische Rehabilitation, dass eine verminderte kognitive Kontrollfähigkeit sowie die hinzutretenden Einschränkungen in der verbalen Kommunikation eher als fördernde Faktoren für depressive Zustände bei chronischen Schmerzen gewertet werden können. Weitere Folgen chronischer Schmerzen finden sich im Zusammenhang mit Gangstörungen, Stürzen, einer Verstärkung kognitiver Defizite und Ernährungsstörungen. Ebenso kann eine insuffiziente oder unzureichende Schmerztherapie diese Folgen verschlimmern (Winkler 2010).

In der Behandlung von Menschen mit Demenz sind eine entsprechende Schmerzanamnese und Diagnostik unverzichtbar. Sie sind Grundlage einer adäquaten Schmerzbehandlung, denn sie geben Auskunft über die Art der Schmerzentstehung (z.B. neuropathisch, nozizeptiv) und des Chronifizierungsgrades. Bei Menschen mit einer demenziellen Erkrankung treten in diesem Vorfeld meist schon die ersten Schwierigkeiten auf. Häufig ist eine Anamnese nur unzureichend zu erstellen, wenn z. B. keine Angehörigen zur Befragung miteinbezogen werden können. Gedächtnisstörungen, Depression und sensorische Defizite können die Schmerzanalyse ebenfalls erschweren. Zudem hat der Mythos, dass zum Altwerden Schmerzen dazugehören, weiterhin große Bedeutung! Auch psychische Verhaltensweisen, wie z. B., dass ältere Patienten ihren Schmerz nicht gerne „zugeben", da sie nicht zur Last fallen wollen, sind häufig. Bei Menschen mit Demenz fallen Selbstbeurteilungsbögen oder Einschätzungsinstrumente aus, da (auch) der Mensch mit Demenz bereits im Stadium 1 häufig mit Überforderung reagiert. Zudem beschreiben diese Skalen, wie z. B. die numerische Rating-Skala, primär die bewusste Sinnesempfindung durch Erregungen der Schmerzrezeptoren. Dies kann der Mensch mit Demenz nicht mehr zuordnen. Die emotional-affektiven Aspekte bleiben in den Skalen dagegen eher unberücksichtigt (Horgans 2004). Gerade bei geriatrischen Patienten ist es aber notwendig, Schmerzen multidimensional zu erfassen, da sie sich häufig in einer besonderen psychosozialen Situation befinden (Immobilität, Multimorbidität, Selbstfürsorgedefizit) (Winkler 2010).

3.1 Wissenschaftliche Möglichkeiten der Schmerzerfassung bei Menschen mit Demenz

Im Kapitel Schmerzdokumentation wird intensiv auf die Möglichkeiten der Schmerzerfassung eingegangen. Hier sollen vorab die Erfassungsinstrumente für Schmerz kurz vorgestellt und erklärt werden. Mehrdimensionale Skalen, wie unten aufgeführt, sind in der Lage, neben den körperlichen Ursachen auch die affektiv-emotionalen Komponenten des Schmerzes zu erfassen. Mittels Beobachtung ist es anhand von physiologischen Schmerzsymptomen, wie z. B. erhöhter Atemfrequenz, Schwitzen usw., wie auch von psychischen Zeichen, wie z. B. Grimassieren, schmerzverzerrtem Gesichtsausdruck u. Ä., möglich, Informationen zu den affektiv-motivationalen (das Wohlbefinden betreffend) Aspekten des Schmerzerlebens zu erhalten. Für die BESD-Skala wird ein klar definiertes Beurteilungssystem zur Interpretation des Gesichtsausdrucks hinzugezogen. Dass dieses relativ zuverlässige Rückschlüsse auf das Schmerzerleben zulässt, konnte bereits in früheren Untersuchungen gezeigt werden (Winkler 2010).

3.1.1 BESD-Skala – BEurteilung von Schmerzen bei Menschen mit Demenz

Die BESD-Skala (Pain Assessment in Advanced Dementia PAINAD Scale) stammt von Warden et al. (2003) und wurde von Matthias Schuler ins Deutsche übertragen (www.dgss.com).

Anleitung zum Gebrauch der BESD-Skala: Neben dem Namen des Beobachteten gibt man zuerst an, in welcher körperlichen Situation der Beobachtete sich befindet (z. B. im Sitzen, im Bett liegend, während des Waschens oder Gehens). Danach achtet man ca. zwei Minuten lang darauf, ob sich bei ihm die beschriebenen Verhaltensweisen zeigen. Nun erst kreuzt man in dem Beobachtungsbogen die zutreffenden Verhaltensweisen an (Spalte „ja"). Man markiert zur Kontrolle ebenso die Spalte „nein", wenn ein aufgeführtes Verhalten nicht beobachtet wird. Zu den einzelnen Begriffen gibt es eine ausführliche Beschreibung, die *vor* dem Ausfüllen des Bogens gewissenhaft durchzulesen ist.

Die Beobachtung bezieht sich auf fünf Kategorien: Atmung, negative Lautäußerungen, Gesichtsausdruck, Körpersprache und Trost. Für jede Kategorie sind maximal zwei Punktwerte zu vergeben. Für die Auswertung addiert man die in der rechten Spalte angegebenen Werte für die einzelnen Kategorien, wobei man nur den jeweils höchsten erzielten Wert einer Kategorie berücksichtigt. Es ist ein maximaler Gesamtwert von zehn Punkten für Schmerzverhalten möglich.

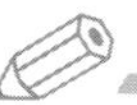

Spätestens ab einem Wert von größer als 3/10 laut BESD-Skala ist unserer Erfahrung nach Handlungsbedarf angesagt (→ Kapitel 8)! Die Praxis zeigt jedoch auch, dass Menschen mit Demenz selbst bei 2/10 lt. BESD-Skala an Schmerzen leiden können und eine professionelle Intervention benötigen. Deshalb soll der Punktwert nur als Unterstützung zum Einschätzen der Gesamtsituation dienen, nicht aber als allein ausschlaggebender Faktor für notwendige Maßnahmen.

Üblicherweise wird davon ausgegangen bzw. empfohlen, dass erst bei einem angezeigten Punktwert 6/10 laut BESD-Skala (bei einer Mobilisationssituation) ein Handlungsbedarf besteht. Wir können diesem Ansatz aus unserer Erfahrung nicht zustimmen. Des weiteren haben wir in unserer alltäglichen Bildungsarbeit, aber auch im Praxisalltag die Erfahrung gemacht, dass der BESD-Bogen bei den Pflegepersonen auf große Zustimmung trifft. Der Umgang mit diesem Erfassungsinstrument zeigt sich als sehr hilfreich und die Umsetzung in den Arbeitsalltag wird als sehr positiv rückgemeldet. Wenn dieses Dokumentationsinstrument in den Alltag integriert werden soll, ist anfänglich mit einem Mehraufwand an Zeit zu rechnen. Die Pflegepersonen benötigen eine fachliche Anleitung und Begleitung, um mit dieser Skala sicher umzugehen. (Unter der Internetadresse der Deutschen Gesellschaft zum Studium des Schmerzes www.dgss.org ist das Erfassungsinstrument mit Anleitung einzusehen).

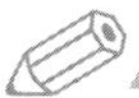

Achtung: In der Fachwelt gibt es unterschiedliche Meinungen darüber, ob bei bestehenden Beugekontrakturen in den Knien diese Gegebenheit als „angezogene Knie“ in der BESD Skala mit 2 Punkten angegeben werden soll. Nachdem Beugekontrakturen eine Folge von anderen nicht oder nicht ausreichend therapierten schmerzhaften Erkrankungen (z.B. Hüft- oder Kniearthrose) sein können, sind aus unserer Erfahrung die angezogenen Knie in jedem Fall mitzubewerten. Außerdem sind Beugekontrakturen ohnehin schmerzhaft, spätestens bei Bewegung.

3.1.2 BISAD-Bogen – BeobachtungsInstrument für das SchmerzAssessment bei alten Menschen mit Demenz

Der BISAD-Bogen basiert auf dem französischen ECPA-Erfassungsinstrument. Es liegen zahlreiche deutsche Fassungen vor. Viele Einrichtungen haben diese Erfassungsinstrumente in ihr bestehendes Schmerzassessment miteinbezogen. Bei diesem Erfassungsinstrument werden acht Rubriken kategorisiert und bewertet. Diese sind eingeteilt in ein Beobachtungsverfahren *vor* und eines *während* der Mobilisation. Die Kategorien sind ebenfalls in vier Unterbereiche eingegliedert. Diese sind:

- Vor der Mobilisation:
  - Gesichtsausdruck: Blick und Mimik,
  - Spontane Ruhehaltung,
  - Bewegung (oder Mobilität) der Person,
  - Über die Beziehung zu anderen.

- Während der Mobilisation:
  - Ängstliche Erwartung bei der Pflege,
  - Reaktionen während der Mobilisation,
  - Reaktionen während der Pflege der schmerzenden Bereiche,
  - Während der Pflege vorgebrachte Klagen.

Im Internet können Sie sich mehrere dieser Erfassungsinstrumente herunterladen, um sie in der Praxis verwenden zu können. Der BISAD-Bogen ist unter der Adresse www.charite.de/pvf/projekte/demenz.html (Stand 30.9.2011) als Download bereitgestellt.

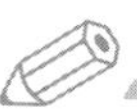

Nutzen von Beobachtungsskalen
Die Schmerzerfassung durch geeignete Beobachtungsinstrumente ist nur **ein** Element des Schmerzassessments. Das beobachtete Verhalten muss in den Gesamtzusammenhang gebracht und hinterfragt werden! Die Skalen bilden „**nur**" das Schmerzverhalten ab. Sie tragen dazu bei, die Aufmerksamkeit für Schmerzen in der Praxis zu schärfen. Sie geben eine systematische Erfassung vor und verkürzen bzw. erleichtern die Dokumentation von Schmerzverhalten. Sie unterstützen zudem die Kontrolle der Wirksamkeit von schmerzlindernden Maßnahmen und erleichtern auch die Kommunikation im multiprofessionellen Team, wie z. B. bei Fallbesprechungen (Fischer 2009).

3.2 Zusammenhang von fehlender Schmerztherapie und herausforderndem Verhalten – Die Serial Trial Intervention

Unsere Erfahrungen aus der Praxis zeigen, dass es eine sehr enge Verbindung zwischen dem sogenannten „herausfordernden Verhalten" bei Menschen mit Demenz und einer fehlenden oder unzureichenden Schmerztherapie gibt.

Herausforderndes Verhalten bezeichnet nichtkognitive Symptome, die vor allem bei fortgeschrittener Demenzerkrankung auftreten, d. h. alle verhaltensbezogenen, psychischen Auffälligkeiten, wie z. B. Aggression, Rufen, Umherlaufen, aber auch Apathie, Rückzug und Ablehnung pflegerischer Tätigkeiten. Ursache solchen Verhaltens können unerfüllte Bedürfnisse oder Probleme, wie z. B. Schmerzen sein, die durch die Betroffenen nicht mehr adäquat kommuniziert werden können (Fischer 2007, 371).

Hierzu soll ein Modell vorgestellt werden, welches Forschungsgegenstand am Zentrum für Human- und Gesundheitswissenschaften am Institut für Medizinische Soziologie der Charité Universitätsmedizin Berlin war. Die sogenannte Serial Trial Intervention (STI) ist ein aus den USA stammendes strukturiertes Verfahren zum Umgang mit herausfordernden Verhaltensweisen (Kovach et al. 2006). Die STI ist eine Fortentwicklung des älteren Verfahrens, des sogenannten „Assessment of Discomfort in Dementia" (ADD). „Serial" bedeutet seriell im Sinne einer Abfolge, „Trial" ist der Versuch und „Intervention" entspricht einer systematischen, zielgerichteten Handlung. Die Pflegefachkräfte wenden das Schema an (siehe Abbildung 3.1), welches aus einer Abfolge abgestufter Assessments und Interventionen besteht (Fischer et al. 2007, 371).

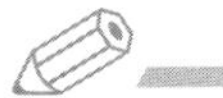

Ziele der STI sind

- herausforderndes Verhalten zu erkennen,
- die Verhaltensweisen als Ausdruck unbefriedigter Bedürfnisse zu begreifen,
- die Verhaltensweise und ihre Ursachen zu beurteilen,
- Reduktion von herausforderndem Verhalten,
- Beseitigung/Reduktion möglicher Schmerzen,
- Minimierung der Gabe von Psychopharmaka.

Das Ergebnis der Studie von Fischer et al. (2007) über die angewandte STI zeigt auf, dass die gesundheitlichen Schäden bei Menschen mit Demenz rückläufig wurden, daher kann also auch davon ausgegangen werden, dass Schmerzen reduziert wurden. Des Weiteren war ein starker Rückgang von herausfordernden Verhaltensweisen zu beobachten! So kann das Fazit gezogen werden, dass u. a. diese Intervention als eine Richtschnur dienen kann, qualitätssicherndes Schmerzassessment in der Betreuung von Menschen mit Demenz zu etablieren! Die gesamte Studie ist im Internet unter www.charite.de/pvf/dokumente/Fischer_Pflegezeitschrift_07_07.pdf einzusehen (Stand 30.9.2011).

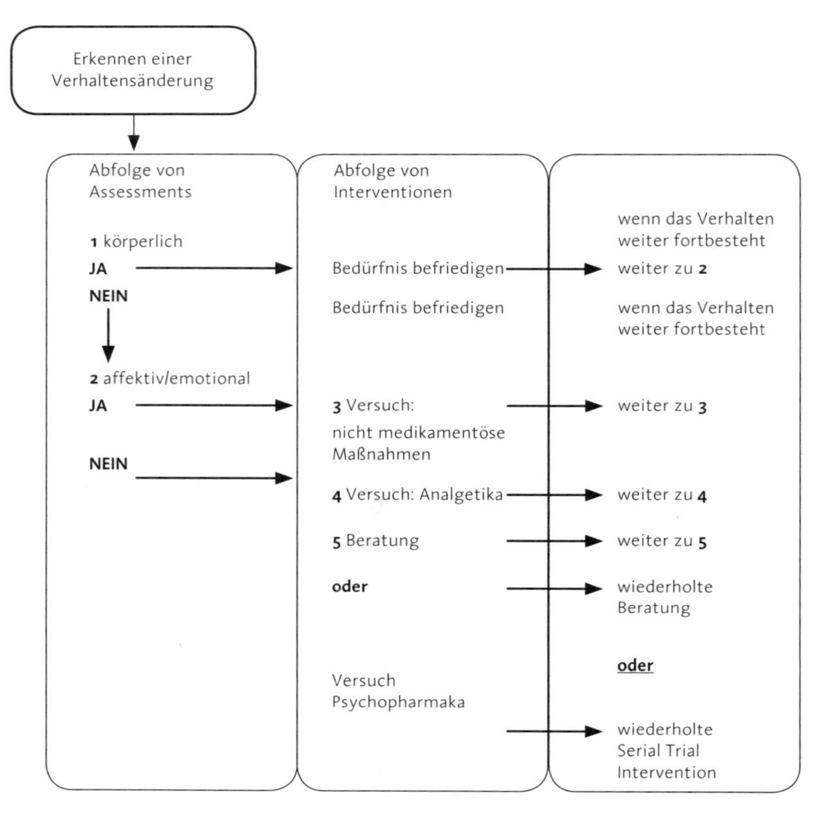

Abb. 3.1: Serial Trial Intervention (Fischer et al. 2007, 371)

3.3 Fazit der Ergebnisse der heutigen Forschung

Alzheimer-Patienten sind sehr wohl fähig, zwischen schmerzlosen und schmerzhaften Stimulationsmethoden zu unterscheiden, selbst in fortgeschrittenen Stadien der Erkrankung und bei Vorliegen einer reduzierten autonomen Reaktionsfähigkeit (Benedetti 2004, zit. n. Winkler 2010). So konnte gezeigt werden, dass bei Menschen mit Demenz die an der Schmerzverarbeitung beteiligten neuronalen Netzwerke länger und stärker mit der Verarbeitung schmerzhafter Impulse beschäftigt sind. Benedetti und Kollegen konnten nachweisen, dass sich die *Schmerzschwelle* (= die Reizstärke, ab der ein Reiz als schmerzhaft erlebt wird) bei Alzheimer-Patienten nicht von jener älterer Patienten ohne Demenz unterschied. Wohingegen die *Schmerztoleranzgrenze* (= Grenze zwischen noch tolerablem und nicht mehr tolerablem Schmerz) bei Alzheimer-Patienten *wesentlich* erhöht war! Dies könnte durch eine alterkorrelierte Dysfunktionalität der afferenten Schmerzfasern (verantwortlich für mechanische, z.B. Druck, und thermische Reize, z.B. Kälte, Wärme) erklärt werden. Auch konnte ein Verlust dieser Nervenfasern nachgewiesen werden (Ochoa/Mair 1996). Als Ursache, dass die Schmerztoleranzschwelle sinkt, ist hier die Reduktion der endogenen Schmerzhemmung im präfrontalen Kortex (Teil des Frontallappens der Großhirnrinde) anzunehmen (Edwards et al. 2003). So kommt man zu dem Ergebnis, dass Menschen mit Demenz für Schmerzintensität und Schmerzchronifizierung empfänglicher sind. Veränderungen in der emotionalen Verarbeitung von Schmerzreizen bei Menschen mit Demenz können so zu atypischen Verhaltensreaktionen wie Angst, Unruhe oder Aggressivität führen (Scherder et al. 2005). Bei Menschen mit einer fortgeschrittenen Demenz ist anzunehmen, dass sie Schmerzreize nicht als Schmerzempfindung wahrnehmen können. Das heißt, dass sie das, was sie als Schmerzreiz erfahren, nicht als Schmerz identifizieren können. Sie spüren ihn aber! So liegt die Schlussfolgerung sehr nahe, dass die betroffene Person mit Demenz andere Reaktionen zeigt als ein orientierter Menschen und wir die Reaktionen dann nicht primär mit Schmerz in Verbindung bringen (Snow et al. 2004). Dies bedeutet für die Betreuenden, biographische Informationen über das „frühere" Schmerzverhalten der Person – damals ohne Demenz, jetzt mit Demenz – nicht mehr als verbindlich zu betrachten. Sie „warten" sonst irrtümlicherweise auf die früheren Anzeichen (bei vorhandenen Schmerzen) und erkennen mögliche bestehende Schmerzen nicht, weil das bekannte Verhalten nicht auftritt. Derweilen zeigt die Person mit Demenz jetzt ihren körperlichen Schmerz z.B. durch die Aussage „Ich habe nichts zu essen bekommen!"

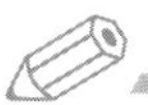

Fazit für die Praxis

Chronische Schmerzen zählen zu den häufigsten Problemen in der Geriatrie. Meist werden diese nicht erkannt und daher nicht professionell therapiert! Da der heutige wissenschaftliche Stand zu der Annahme kommt, dass die Möglichkeiten der Schmerzverarbeitung für den Menschen mit Demenz reduziert sind, verstärkt dies die Tatsache der dringenden Notwendigkeit, ein suffizientes Schmerzmanagement für diese Patientengruppe in der Praxis als festen Bestandteil zu etablieren. Gleichermaßen wichtig ist hier zu erwähnen, dass herausfordernde Verhaltensweisen und eine unzureichende Schmerztherapie in engem Zusammenhang stehen. Hierzu gibt es bereits adäquate Assessments und zahlreiche Konzepte, wie z. B. die oben beschriebene Serial Trial Intervention und das Dementia Care Mapping (DCM, Kitwood 2002, 21).

4 Indirekte Schmerzindikatoren bei Menschen mit Demenz

Wie aber lassen sich Schmerzen bei Menschen mit Demenz erkennen und richtig deuten? Wenn die verbale Kommunikation „versagt", scheint es um so schwieriger zu sein, Schmerzen zu diagnostizieren, um eine Therapie einzuleiten. Mit zunehmender Demenz verliert die betroffene Person nicht nur die Fähigkeit zu sprechen, sondern auch das Körperbewusstsein verändert sich. Es wandelt sich dahingehend, dass das Körpergefühl schwindet, d. h., dass der Mensch mit Demenz die weiter entfernten Körperteile immer weniger spürt, wie z. B. Füße, Beine, Hände, Arme und auch den Bauch. Sie verschwinden aus dem Bewusstsein des Menschen. Marina Kojer beschrieb es in einem Vortrag so, dass bei fortgeschrittener Demenz nur mehr Kopf, Hals, Schultern, oberer Brustbereich und Nacken als „ICH" erkannt werden. Hier ist die elementare Aussage zu treffen, dass aber natürlich der Schmerz in den betroffenen Teilen des Körpers vorhanden bleibt! Der Demenzerkrankte spürt den Schmerz, kann ihn jedoch nicht mehr zuordnen oder darauf zeigen, wo es wehtut. Der Mensch verfügt jedoch über eine Vielzahl an Ausdrucksmöglichkeiten – auch schwer demenziell Erkrankte können über diese Ausdrucksmöglichkeiten zu Begleitern Kontakt aufnehmen und „kommunizieren". Die Kunst ist hier, diese indirekten Zeichen als möglichen Schmerzindikator zu erkennen und diesen in den Gesamtzusammenhang der gegebenen Situation zu stellen.

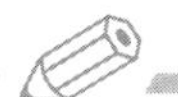

In der Literatur sind ca. 90 Schmerzindikatoren beschrieben, welche in vier Bereiche aufgeteilt werden: lautsprachliche Schmerzindikatoren, mimische Schmerzindikatoren, vegetative Schmerzindikatoren und Schmerzindikatoren auf Verhaltensebene.

Schmerzindikatoren sind mögliche Kennzeichen, die auf einen Schmerz hinweisen können! Das Wahrgenommene sollte von den Begleitern immer in einen Gesamtzusammenhang gebracht und hinterfragt werden.

Lautsprachliche verbale Schmerzindikatoren:

- unspezifische Äußerungen
- nach Schmerzmittel fragen
- bitten, allein gelassen zu werden
- über Schmerzen reden
- verbale Ausbrüche
- abgehackte, stotternde Sprache
- Unbehagen und/oder Protest äußern
- um Hilfe bitten
- rascher Sprachzerfall
- klagen
- fluchen
- mehr als üblich reden
- mehr als üblich reden

Mimische Schmerzindikatoren:

- grimassieren
- schnelles Augenblinzeln
- Kiefer fallen lassen
- zugekniffene Augen
- trauriger Ausdruck
- schielen
- Gesicht verziehen
- Zähne zusammenbeißen
- Stirn runzeln
- ständig geschlossene Augen
- Zuckungen im Gesicht
- senkrechte Stirnfalte

Lautsprachliche vokale Schmerzindikatoren:

- stöhnen
- weinen
- schreien
- grunzen
- seufzen
- wimmern
- leise jammern
- geräuschvolles Atmen
- japsen, nach Luft schnappen

Vegetative Schmerzindikatoren:

- erhöhter Muskeltonus
- Haut und/oder Gesichtsfarbe verändert
- Blutspuren auf der Haut
- angespannter Bauch, Embryonalhaltung
- zittern
- Blutdruckanstieg
- veränderte Atmung
- Schwellungen an Gelenken/Knochen
- Steifheit des gesamten Körpers
- schwitzen
- Erbrechen
- Tachykardie

Schmerzindikatoren auf der Verhaltensebene:

- körperlich unruhig
- ängstlich
- vor Berührung zurückschrecken
- bestimmte Körperteile reiben/festhalten
- aufgeregt sein
- jucken/kratzen
- Schonhaltung einnehmen
- steife, unterbrochene Bewegungen
- ungeschickte Steh- und Sitzposition
- häufiges Anlehnen, um Stabilität zu halten
- häufiger Lagerungswechsel
- schaukeln, vor- und zurück wippen
- verdrehte Körperhaltung
- Kopf vor und zurück werfen
- angespannte Körperhaltung
- nesteln
- Schlafrhythmus verändert
- erhöhte Verwirrtheit
- Appetitlosigkeit
- verstummen
- sich sozial zurückziehen
- Aggressivität/Reizbarkeit
- verändertes Gangbild
- Angst
- Aufmerksamkeit erhaschendes Verhalten
- veränderter Aktivitätslevel
- Depression
- erschwertes Aufstehen
- sich häufig hinlegen
- sich langsamer bewegen
- ständige Müdigkeit
- mehr gehen als sonst
- erschwertes Kauen
- Bewegung ablehnen
- Pflege ablehnen
- Hilfsmittel plötzlich benutzen
- streitlustig, schlägt, schubst
- Stürze
- Lethargie

5 Die Rolle der Betreuenden

5.1 Schmerzwahrnehmung und Schmerzdeutung

Es macht den Anschein, als spielen in der Praxis für ein gelingendes Schmerzmanagement Schmerzwahrnehmung und Schmerzdeutung die wesentlichste Rolle. Natürlich steht und fällt damit das Einleiten einer professionellen Schmerztherapie. Zu häufig aber gibt es bei den Betreuenden dazu unterschiedliche Deutungen und Meinungen. Wer hat nun mit seiner Schmerzwahrnehmung und Schmerzdeutung recht, vor allem, wenn sich die Person mit Demenz nicht mehr klar äußern kann?

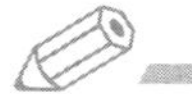

Schmerzwahrnehmung ist das Wahrnehmen von Verhaltensweisen und Äußerungen der Person mit Demenz.

Nicht selten besteht die Schmerzmitteilung einer Person mit Demenz aus scheinbar widersprüchlichen Botschaften! Unterschiedliche Betreuende machen unterschiedliche Erfahrungen mit derselben Person mit Demenz und deuten diese Erfahrungen ebenso unterschiedlich. Deshalb ist es naheliegend, dass keine einheitliche Meinung vorherrscht. Dennoch sind gewisse Maßnahmen und Wege wichtig und hilfreich, um das tatsächliche Befinden der Person mit Demenz annähernd genau zu erfassen. Dazu gehört für die Betreuenden eine Schulung im Wahrnehmen und dem richtigen Deuten der verbalen und der nonverbalen Schmerzäußerungen der Menschen mit Demenz sowie der Umgang mit ihnen.

5.1.1 Die Schmerzwahrnehmung

Um eine zuverlässige Handlungsbasis zu schaffen, ist es notwendig (wenn auch für die Betreuenden erst einmal ein Mehraufwand), die Person mit Demenz mehrmals täglich nach Schmerzen zu fragen. Das ist beizubehalten, auch dann, wenn deren Antwort nicht unbedingt mit ihrem tatsächlichen Befinden übereinzustimmen scheint. Es ist sehr naheliegend, dass die Person mit Demenz die Frage nach körperlichen Schmerzen nicht mehr sinngemäß versteht und mit „Nein“ antwortet, obwohl sie Schmerzen hat! Ebenso ist es möglich, dass sie eben noch „Auh!“ sagte und bei der Nachfrage nach Schmerzen verneint. Oder auf Nachfrage verneint und dabei nonverbale Schmerzzeichen sendet, wie z. B. plötzlich ängstlich blickt oder körperlich zusammenzuckt oder nicht mehr isst (→ Kapitel 4).

> Herr Fuchs lehnt seit Tagen Essen und oftmals auch Trinken ab. Dadurch hat er an Körpergewicht verloren. Schon die letzten Wochen hat er immer weniger gegessen, aber noch ausreichend getrunken. Er öffnet den Mund nicht mehr, sondern formt die Lippen zu einem spitzen Mund, wenn man ihm zu trinken und zu essen anbietet. Häufig redet er in unverständlicher Weise und ärgerlichem Ton vor sich hin, fast fluchend. Auch dann, wenn er allein ist.
> Wenn er gefragt wird, ob er Schmerzen hat, sagt er nein. So gingen die Betreuenden davon aus, dass Herr Fuchs nicht mehr essen will, und das solle man respektieren. Durch die Veränderung des BMI-Wertes standen die Pflegenden jedoch unter einem starken Druck, handeln zu müssen. Sie führten eine Fallbesprechung mit fachlicher Beratung von außen durch, bei der sich auch durch den Wert der BESD-Skala der Verdacht auf eine Zahnproblematik bei Herrn Fuchs erhärtete. Er hatte noch zwei Zähne im Mund, die evtl. unter Eiter stehen konnten. Auffällig war doch in letzter Zeit der üble Mundgeruch von Herrn Fuchs. Nach einem ambulanten Zahnarztbesuch war klar, dass bei Herrn Fuchs die eitrigen Zähne unter Vollnarkose gezogen werden mussten. Er hatte sicherlich starke Schmerzen dadurch. Keinesfalls konnte nichts getan werden. Eine ausreichende Schmerztherapie (und evtl. eine Antibiotikagabe) waren das Mindeste, was für Herrn Fuchs zur Linderung getan werden musste, wenn keine „kurative“ Maßnahme eingeleitet wurde. Herr Fuchs konnte nach dem Entfernen der Zähne wieder essen. Die Pflegenden hätten ihrerseits nicht an Schmerzen gedacht, sie deuteten sein Verhalten als ein „Sterben wollen“.

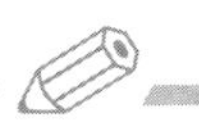

Ein „Nein“ muss immer hinterfragt werden. Ein „Ja“ ist stets ernst zu nehmen.

Erfahrungsgemäß werden von Menschen mit Demenz durchaus verbal Schmerzen geäußert, diese Äußerungen jedoch von den Betreuenden oftmals nicht ernst genug genommen. Meist deshalb nicht, weil die Schmerzen für sie aus verschiedensten Gründen nicht nachvollziehbar sind.

Was kann Betreuende an der Schmerzwahrnehmung hindern? Dazu folgende Situation: Bei einer Fortbildung zeigte sich nach einer Filmpräsentation von Menschen mit Demenz mit wahrnehmbaren Schmerzindikatoren eine starke Betroffenheit in den Gesichtern der Pflegenden. Eine Teilnehmerin sagte dazu sichtlich erschüttert: „Das sind die Menschen, die wir jeden Tag sehen und *doch nicht* sehen. Ich habe ihn heute zum ersten Mal wirklich gesehen, IHN …, den Schmerz dieser Menschen.“ Andere Pflegepersonen stimmten ihr dabei sofort zu. Ihnen ginge es genauso. Bei der Frage nach den möglichen Ursachen für diese begrenzte Wahrnehmung im Pflegealltag wurden von den Teilnehmern sehr interessante Gründe aufgeführt:

- Im Pflegealltag ist es wegen des Stresses nicht durchzuhalten, genau hinzusehen.
- Es ist schwer möglich, das Leid anderer Menschen wahrzunehmen, wenn man mit dem eigenen Leid so beschäftigt ist.
- Nicht selten stellt sich bei einem selbst das Gefühl der Ohnmacht ein, wenn man die Not der Menschen sieht. Das ist schwer auszuhalten.
- Ich will mich mit dem Gefühl der Ohnmacht nicht konfrontieren.
- Man gewöhnt sich irgendwie an das, was man jeden Tag sieht und hört.
- Manche Menschen mit Demenz wollen uns nur mit ihrem Verhalten herausfordern.
- Wir stehen unter Zeitdruck und sind oftmals nur noch am „Abarbeiten“ von Maßnahmen.
- Man müsste sich auf die Person mit Demenz einlassen, um zu sehen, wie es ihr geht.
- Ich kann das Gejammer oft nicht mehr hören.
- Mir geht das Leid dieser Menschen so nah, ich kann dann oft nicht mehr abschalten, deshalb lasse ich mich nicht mehr so ein auf sie.

Es gibt für Begleitende also viele unterschiedliche Motive, die ihre Wahrnehmung beeinträchtigen. Es sind dabei äußere, aber auch innere Gründe aufgeführt worden. Ohne diese Tatsache schmälern zu wollen, wird im Rahmen dieses Buches dem Zeit- und Fachkräftemangel nicht Rechnung getragen. Dagegen wird den inneren Einflüssen Raum gegeben, deren Wirkkraft bisher in der Praxis erfahrungsgemäß *erheblich unterschätzt* wird. Sie sind genauso wirklich wie der Kostenfaktor. Scheinbar unsichtbar wirken die inneren Einflüsse der Betreuenden im Pflegealltag. Es bedarf einer tieferen und gründlichen Betrachtungsweise, um ihre komplexen Zusammenhänge zu erkennen und zu verstehen.

Im Pflegealltag kann sich ein Abwehrmechanismos so zeigen, dass Begleitende die Not der Person mit Demenz nicht wahrnehmen und meinen, das wäre deshalb so, weil sie keine Zeit zum Bemerken der Not haben. Selbst pflegende Angehörige erleben den Alltag oftmals so. Tatsache ist aber auch, dass innere Abwehrmechanismen der Betreuenden am Werk sind und sie damit selbst – meist reflexartig und unbewusst – das Wahrnehmen des Leides vermeiden.

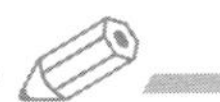

Innere Abwehrmechanismen hindern uns, wirklich ganz präsent zu sein, wirklich im Kontakt zu sein, sowohl mit sich als auch mit dem anderen.

Oder aber: Die Betreuenden nehmen die Not bzw. den Schmerz unvermittelt wahr und werden dabei selbst tief berührt. Vielleicht so sehr, dass sie gleichzeitig mit einem eigenen tiefen Schmerz konfrontiert werden. Es erschreckt sie, dass sie plötzlich so tief berührt sind. Es erschüttert sie die Hilflosigkeit des Menschen mit Demenz und es erschüttert sie, die Hilflosigkeit ihren eigenen tiefen Gefühlen gegenüber zu spüren. In solchem Fall ist es verständlich, wenn Betreuende versuchen, diese Erfahrung zu vermeiden und sich nicht auf die Person mit Demenz „einzulassen“.

Das, was dabei stresst, ist nicht die Wahrnehmung selbst, sondern, dass die betreuende Person nicht weiß, was sie mit den durch die Wahrnehmung ausgelösten Gefühlen machen soll, und sie dann sozusagen wegdrückt. Es bleiben in ihr Beklommenheit und Unbehagen zurück. Sie weiß keine Lösung. Und schon ruft die nächste pflegebedürftige Person nach ihr … Wegdrücken von Gefühlen kostet sehr viel Kraft: Ausgebrannt sein ist das unausweichliche Ergebnis. Wer hilft in solchem Gefühlsaufruhr? Wer begleitet hindurch? Wer steht ihr schnell bei? Wo kann sie schnell weinen und sich anvertrauen? Und wo kann sie lernen und üben, sich den Gefühlen zu stellen und durch den inneren Sturm durchzugehen, so, dass sie danach wirklich zufrieden ist und erleichtert und frei für neues Begegnen? Dann erst ist freie Aufmerksamkeit möglich (→ Kapitel 1.3.2).

Tom Kitwood schreibt aus seiner Erfahrung: „Im umgangssprachlichen Sinne schenken Menschen keine freie Aufmerksamkeit, weil zu viel von ihrem eigenen emotionalen Ballast in den Weg gerät. ‚Präsent zu sein' kann nicht als bloße Technik gelernt werden; man muss dem Ballast ins Auge sehen und sich damit auseinandersetzen"(Kitwood 2002, 172). Demnach ist für Tom Kitwood klar, dass den Menschen mit Demenz nur dann *eine freie Aufmerksamkeit* entgegengebracht werden kann, wenn sich die Begleiter auch ihren eigenen Ängsten stellen und ihre Prägungen hinterfragen. Und es wird deutlich:

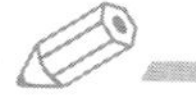

Diese freie Aufmerksamkeit ist Voraussetzung für eine unverstellte Schmerzwahrnehmung.

Leider liegt es in der Praxis bis jetzt vorwiegend in der Verantwortung der Betreuenden, sich privat Unterstützung zu holen. Es liegt aber ebenso in der Mitverantwortung des Arbeitgebers und der Politik, den Betreuenden eine geeignete und effektive Unterstützung anzubieten, um diesem Anspruch nach freier Aufmerksamkeit gerecht zu werden. Dabei können Coaching, Supervision, Mediation und persönlichkeitsfördernde Fortbildungen von großer Hilfe sein. Für deren Wirksamkeit ist letztendlich entscheidend, inwieweit Begleitende bereit sind, sich selbst mit ihren Gefühlen ernst zu nehmen, darüber zu reflektieren und sich damit oder daraus weiterzuentwickeln. Insbesondere pflegenden Angehörigen wird der Anspruch auf eine freie = unvoreingenommene Aufmerksamkeit sehr viel an Selbstreflexionsbereitschaft abverlangen (→ Kapitel 1.3).

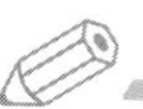

Das Wahrnehmen oder Nichtwahrnehmen der eigenen Bedürftigkeit und der eigenen schmerzhaften Erfahrungen spielen bei einer unklaren Schmerzwahrnehmung eine wesentlich größere Rolle als äußere Faktoren.

5.1.2 Wichtige Aspekte in der Schmerzdeutung

Schmerzdeutung ist das Deuten des wahrgenommen Verhaltens und der Äußerungen der Person mit Demenz als Schmerzindikatoren (→ Kapitel 4). **Wahrgenommene Verhaltenszeichen sollten fachlich gedeutet statt persönlich bewertet werden.**

Nicht selten sind von Betreuenden schnell leichtfertige Überzeugungen über Menschen mit Demenz zu hören wie „Die will nur Aufmerksamkeit.“, „Sie will immer im Mittelpunkt stehen.“, „Er ist nur eifersüchtig.“ oder „Ihm ist nur langweilig.“ Die wahrgenommenen Verhaltenszeichen werden in der Praxis von den Betreuenden sehr häufig ausschließlich auf der psychosozialen Ebene interpretiert. An dieser Stelle sei nochmal ausdrücklich erwähnt, dass in diesem Buch mit „Betreuende/Begleitende“ **alle** Personen gemeint sind, welche die Person mit Demenz begleiten: Ärzte, Pflegende, Therapeuten, Angehörige usw.

So formulierte Auslegungen bleiben oftmals ohne pflegerische Konsequenz. Sie suggerieren einerseits, dass die Betreuenden schon sicher wüssten, welche Ursachen den Verhaltenszeichen zugrunde lägen (→ Kapitel 1.3). Und andererseits, dass bei diesen genannten Ursachen kein Handlungsbedarf oder auch keine Handlungsmöglichkeit bestünde. Jedoch das Gegenteil ist der Fall. Auch bei oben genannten Interpretationen sind wichtige Fragen zu stellen:

- Wofür braucht die Person mit Demenz Aufmerksamkeit? Worunter könnte sie im Moment leiden?
- Fühlt sich die Person mit Demenz vom Geschehen ausgeschlossen?
- Finden Beziehungsangebote statt?
- Hat die Person mit Demenz die Möglichkeit, etwas für sie Sinnvolles zu tun?

Wenn die Not „nur“ auf der psychosozialen und/oder spirituellen Ebene besteht, heißt das nicht, dass kein Handlungsbedarf oder keine Handlungsmöglichkeit bestünden (→ Kapitel 2).

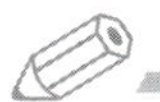

Das validierende Gespräch kann Aufschluss geben über den konkreten Schmerz. Gleichermaßen kann es die bestehende Not durch das Anerkennen der Gefühle und das Sich-verstanden-Fühlen lindern. Schon durch das Bemühen des Betreuenden, die Not herauszufinden, geschieht bereits ein Teil der Schmerztherapie (→ Kapitel 7.3).

Zur Verdeutlichung dienen folgende Worte von Kojer (2007, 57 ff) über „total soothing" in Bezug auf Schmerzwahrnehmung:

„Total soothing besteht zum einen aus einem großen ‚technischen', lehr- und lernbaren Anteil, der ‚Facharbeit' der einzelnen Berufsgruppen im engeren Sinn, und zum anderen aus einem ‚künstlerischen' Teil, der Intuition, Kreativität und Liebe erfordert. Beide Bereiche sind unverzichtbar. Daraus wird ersichtlich, dass sich nicht jeder Mensch dafür eignet, qualitätvolle Arbeit mit und für demenzkranke Menschen zu leisten. Unsere Auseinandersetzung mit ‚total soothing' konzentriert sich vor allem auf den nicht lehr- und lernbaren Anteil. Zur Diskussion stehen:
1. die Kunst der Mit-Menschlichkeit,
2. die Kunst der Kommunikation,
3. die Kunst, sich auf den anderen einzulassen,
4. die Kunst der einfühlsamen Beobachtung.
Diese Künste bedingen, ergänzen und überlappen sich gegenseitig. Gemeinsam schaffen sie die unabdingbaren Voraussetzungen für den fruchtbaren und zielführenden Einsatz fachlicher Kompetenz.
Das Erfassen der Schmerzen dementer Menschen setzt die innere Zustimmung zur Gleichwertigkeit und ‚Gleichwürdigkeit' aller Menschen voraus. Diese Haltung verzichtet darauf, Maßstäbe an den alten kranken Menschen anzulegen oder Defizite zu bewerten, sie nimmt ihn ohne Wenn und Aber so an, wie er ist. Andreas Heller spricht in diesem Zusammenhang von ‚radikaler Patientenorientierung' und meint damit die ‚Anerkennung des anderen um seiner selbst willen' (Heller 2000). Erst diese Einstellung befähigt uns dazu, die Not des anderen zu sehen, auch wenn uns selbst gerade etwas anderes vordringlich erscheint.

Die Person mit Demenz kann gleichzeitig mit dem psychosozialen und spirituellen Schmerz einen körperlichen Schmerz erleben. Meist aber verbirgt sich dieser hinter den erst genannten Schmerzarten.

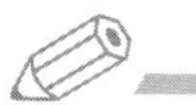

Psychosozialer und spiritueller Schmerz sind häufig die Folge von körperlichen Schmerzen.

Für die Person mit Demenz ist es daher von entscheidender Bedeutung, dass die sie Betreuenden sich z. B. nicht sogleich mit dem Erkennen der Tatsache „Angst" zufriedengeben, sondern auch noch hinterfragen, *wovor* hat die Person mit Demenz Angst (z. B. vor den Schmerzen, die sie erleidet, wenn sie im Bett mobilisiert wird)? Besonders bei Anzeichen von Angst, die als psychosozialer Schmerz erscheint, ist auch an möglichen körperlichen Schmerz zu denken.

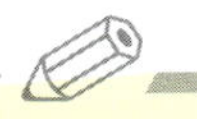

Den „Total Pain" wahrzunehmen, bedeutet, den Schmerz einer Person mit Demenz auf allen drei Ebenen zu erkennen.

Zur Verdeutlichung einer differenzierten und ganzheitlichen Schmerzerkennung soll das folgende Fallbeispiel dienen: Das Leben mit Frau Karl.

Frau Karl befindet sich im Endstadium einer demenziellen Erkrankung. Seit über einem Jahr ist sie bettlägerig, spricht nicht mehr und hält meist ihre Augen geschlossen. Manchmal tönt sie mit einem „Aaahhh …" vor sich hin, und wenn sie dabei lauter oder höher tönt, weiß die Altenpflegerin Susanne, dass dies ein Zeichen von Unwohlsein ist bei Frau Karl. Meist ist dann auch die Atmung beschleunigt, ihr Gesichtsausdruck angespannt und ihr Muskeltonus erhöht. Sie weiß deshalb noch nicht, was die wirkliche Ursache für dieses Unwohlsein ist. Im Laufe des letzten Monats, seit dem Susanne die Bezugspflegeperson ist und deshalb sehr häufig bei Frau Karl weilt, konnte sie bei ihr die unterschiedlichen Nuancen des Tönens wahrnehmen. Durch konkrete Beobachtung und ausgewählte Angebote wurde es ihr möglich, inzwischen einige Zusammenhänge herauszufinden, die bei Frau Karl Unwohlsein verursachen können. Sie weiß, Frau Karl neigt nach dem Essen zu Blähungen, dann massiert sie ihr vorsichtig im Uhrzeigersinn den Bauch. Manchmal, eher gegen Abend, äußert Frau Karl auch Ängste durch Tönen. Dann stellt Susanne sich hinter das Bettkopfende, hält den Kopf von Frau Karl vorsichtig in beiden Händen und singt das Marienlied „Meerstern ich dich grüße …" Sie reagiert mit entspanntem Gesichtsausdruck und Muskeltonus, ruhiger Atmung und sanftem Tönen auf diese Einladung. Zu Recht interpretiert die Pflegeperson diese Anzeichen als Ausdruck von Wohlbefinden. Wenn auch das nicht hilft, weiß sie, Frau Karl hat Schmerzen aufgrund ihrer Osteoporose, und gibt ihr das ärztlich verordnete Bedarfsmedikament gegen Schmerzen. Das laute und hohe Tönen wird daraufhin leiser oder verstummt ganz. Susanne weiß, sie

> muss jedes Mal erst durch ihr Angebot – auf Verdacht – konkret herausfinden, was Frau Karl jetzt im Moment braucht. (Maier 2011, 25)

Zu oft erhalten Menschen mit Demenz eine medikamentöse Sedierung, z. B. weil sie rufen, tönen, sich wehren bei pflegerischen Maßnahmen, kratzen, schimpfen usw. (→ Kapitel 6.7). Aber:

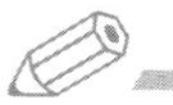

Bei einer medikamentösen Sedierung ist keine verlässliche Schmerzerkennung möglich.

Im Gegenteil: Es tritt eine paradoxe Situation ein. Einerseits sollen Verhaltenszeichen auf mögliche Schmerzen hin wahrgenommen und gedeutet werden. Andererseits wird gleichzeitig versucht, die Person mit Demenz in ihrem „herausfordernden" Verhalten – den indirekten Schmerzzeichen – medikamentös ruhigzustellen! Für die Person mit Demenz kann dies zu einer existentiellen Katastrophe werden. Besonders dann, wenn sie aufgrund der Sedativa nicht mehr in der Lage ist, sich nach ihren Möglichkeiten auszudrücken! Die Betreuenden dagegen bewerten den Rückgang des auffälligen Verhaltens – der indirekten Schmerzzeichen – als Zeichen dafür, die richtige Therapie anzuwenden. Die Person mit Demenz muss aber ihre Schmerzen weiterhin unerkannt erleiden (→ Kapitel 3.1, Abb. 4).

Können sich Betreuende in der Schmerzerkennung je sicher sein? Die Frage ist, streng genommen, eher mit einem Nein als mit einem Ja zu beantworten. Besonders bei unterschiedlichen Meinungen der Betreuenden sind bei der Entscheidung über das Einleiten oder Nichteinleiten einer Schmerztherapie unbedingt folgende Aspekte zu bedenken:

- Was bedeutet es für *die Person mit Demenz*, wenn die sie Betreuenden davon ausgehen, dass sie keine Schmerzen hat? Welche konkreten Auswirkungen hat das Unterlassen einer Schmerztherapie – im Falle von vorhandenen körperlichen Schmerzen – für ihren Alltag?
- Was bedeutet es für *die Person mit Demenz*, wenn die sie Betreuenden davon ausgehen, dass sie Schmerzen hat? Welche konkreten Auswirkungen hat das Einleiten einer Schmerztherapie – auf Verdacht – für ihren Alltag?

Aus all den Überlegungen und Fakten ergibt sich folgender „Handlungsmaßstab“:

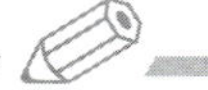

Es sollte stets so entschieden werden, dass man der Person mit Demenz das geringere Leid zumutet im Sinn von Lebensqualität.

Zum Thema „Körperliche Zustände, die eine Demenz verstärken“ schreibt Kitwood (2002, 59):

„Wer eine Phase anhaltenden körperlichen Schmerzes durchgemacht hat, kann bezeugen, wie der Umgang mit Schmerz und seine Bewältigung zu einer Hauptbeschäftigung wird, die viel Raum einnimmt, Lebensenergie abzieht und sehr von den alltäglichen Dingen ablenkt. Menschliche Unterstützung und Verständnis können das Gefühl von Schmerz ganz erheblich erleichtern; Einsamkeit und Angst können ihn sehr verschlimmern. Es muss für eine Person extrem schwierig sein, mit Schmerz umzugehen und zurechtzukommen, wenn sie keine Möglichkeit hat, dessen Ursache zu verstehen, und vielleicht nicht über die Mittel verfügt, anderen klar mitzuteilen, was sie fühlt.“

5.2 Schmerzerfassung und Dokumentation

Für eine professionelle Schmerztherapie sind eine kontinuierliche Schmerzerfassung und lückenlose Dokumentation unerlässlich. Im Folgenden werden die angetroffene Situation in der Praxis, die Zusammenhänge und Auswirkungen beschrieben sowie die Notwendigkeit einer professionellen Pflegedokumentation begründet.

5.2.1 Schmerzerhebung

Zu Beginn des pflegerischen Auftrags liegt erfahrungsgemäß meistens ein ausgefüllter Schmerzerhebungsbogen vor. Es bleibt jedoch oftmals bei dieser Ersterhebung, vor allem dann, wenn anfänglich keine Schmerzen bei der Person mit Demenz bekannt sind. Aber was heißt und bedeutet diese Tatsache in der Praxis, wenn und dass keine Schmerzen bekannt sind? Einerseits ist für einen Betreuenden eine bereits als Festmedikation verordnete Analgetikagabe ein erster Hinweis darauf, dass die Person mit Demenz Schmerzen haben könnte. Andererseits werden häufig (noch weiter bestehende oder andere) Schmerzen ausgeschlossen, nur weil die Person mit Demenz schon ein bestimmtes Schmerzmittel erhält.

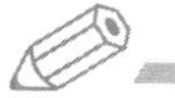

Wahrscheinlich käme es der Realität der Menschen mit Demenz näher, wenn die Ausgangssituation generell so formuliert wird: „Es ist grundsätzlich nicht auszuschließen, dass die Person mit Demenz Schmerzen hat."

Hingegen nimmt die gebräuchliche Aussage „keine Schmerzen bekannt" eine Schmerzfreiheit als Ausgangssituation an und erst, wenn Schmerzen *bekannt* sind, *hat* die Person mit Demenz Schmerzen.

Es ist nicht einfach, sicherzustellen, inwieweit die Person mit Demenz noch in der Lage ist, Schmerzen verbal zu äußern. Der Verlust dieser Fähigkeit ist schwer wahrzunehmen. Er kann erst dann von den Betreuenden bemerkt werden, wenn die Person mit Demenz Schmerzen hat, durch ihr Verhalten nonverbale Signale sendet und diese dann tatsächlich als Schmerzanzeichen erkannt werden!

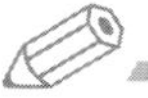

Die wahrnehmbaren nonverbalen indirekten Schmerzzeichen zu erkennen und mit der Person mit Demenz in Beziehung zu bleiben, ist eine Voraussetzung für die Beurteilung darüber, ob eine Person mit Demenz ihre Schmerzen möglicherweise verbal mitteilen kann.

Aber die (vorläufige) Feststellung darüber, dass keine Schmerzen von der Person mit Demenz bekannt sind, kann auch in anderen Ursachen begründet sein:

1. Die bisherigen Betreuenden haben die möglichen Schmerzen (auch) nicht erkannt.
2. Oder: Die Information über bekannte Schmerzen wurde nicht weitergegeben oder ging verloren.
3. Demzufolge wurden keine Schmerzmittel verordnet.
4. Oder: Der zuständige Arzt sieht keine Indikation, Schmerzmittel zu verordnen.

5. Und/oder: Der für die Gesundheitsfürsorge zuständige Betreuer lehnt eine Schmerzmittelgabe ab.
6. Oder: Es gab eine Schmerztherapie in früherer Zeit, diese wurde wieder abgesetzt und nicht mehr weiter verfolgt.

Alle aufgeführten Möglichkeiten sind aus der Praxis entnommen. Deshalb ist es wichtig, sie zu kennen, und für Betreuende notwendig, eine kritische Haltung zur Information „keine Schmerzen bekannt“ einzunehmen. Erfahrungsgemäß sind bei Menschen mit Demenz zu Beginn des pflegerischen Auftrags häufig keine Schmerzen *bekannt* bzw. besteht keine medikamentöse Schmerztherapie. Schlimmstenfalls bedeutet das für die Person mit Demenz, dass erst nach Monaten (bei der nächsten Evaluation der Schmerzerhebung) erneut nach Schmerzen „gefragt“ wird.

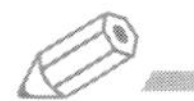

Eine Person mit Demenz kann unter Schmerzen leiden, obwohl keine Schmerzen bekannt sind und obwohl keine Schmerztherapie verordnet ist.

Der inhaltliche Aufbau der Schmerzerhebungsformulare hat in der Praxis folgende Auswirkungen: Bei der Schmerzerhebung wird in dem Dokument neben der Lokalisierung des Schmerzes, der Dauer des Schmerzes usw. auch nach der Schmerzintensität gefragt. Wenn auf dem Schmerzerhebungsformular unter „Schmerzintensität“ nur die NRS oder BISAD oder BESD usw. aufgeführt sind (nur so ist es uns bisher bekannt), besteht die Gefahr, dass es zu keiner Beobachtung der Person mit Demenz auf Schmerzen kommt, wenn keine Schmerzen bekannt sind! Die Betreuenden äußern, es gäbe keine Indikation dafür, die Person mit Demenz auf die Schmerzintensität hin zu beobachten, wenn sie (angeblich) keine Schmerzen hat. Dabei sind die Beobachtungsinstrumente nicht nur auf die Schmerzintensität hin zu verstehen, sondern vor allem so, dass durch sie überhaupt ein Verdacht auf Schmerzen erkennbar werden kann! Deshalb ist es notwendig, bei der Schmerzerhebung ein Beobachtungsinstrument für Schmerzen von Menschen mit Demenz einzusetzen. Aufgrund unserer Erfahrungen empfehlen wir außerdem, auch bei den Menschen mit Demenz, die Schmerzen verbal äußern können, ergänzend ein Beobachtungsinstrument hinzuzunehmen. Bei einer Person mit Demenz soll eine Schmerzerhebung durchgeführt werden:

- zu Beginn des pflegerischen Auftrags,
- nach jedem Sturz,
- nach jedem Krankenhausaufenthalt (dabei sind unbedingt die medizinischen Diagnosen zu lesen!),
- bei einer neu diagnostizierten schmerzrelevanten medizinischen Diagnose,
- bei indirekten Schmerzanzeichen,
- bei verbalen Schmerzäußerungen,
- bei jeder Veränderung der Schmerztherapie,
- nach der Bedarfsmedikationsgabe von Analgetika.

Auch die empfohlene medikamentöse Schmerztherapie oder nicht verordnete Schmerztherapie bei Krankenhausentlassung ist stets zu prüfen! Es kann nicht generell davon ausgegangen werden, dass eine ausreichende Schmerztherapie eingeleitet wurde (→ Kapitel 6.1).

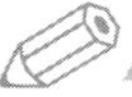

Die medizinischen Diagnosen bilden eine Grundlage für die Notwendigkeit einer Schmerzbeobachtung. Voraussetzung hierfür ist, dass den Betreuenden alle Erkrankungen der Person mit Demenz vorliegen und sie die schmerzrelevanten medizinischen Diagnosen kennen (→ Kapitel 2.1). Nicht alle Menschen mit Demenz verfügen über aktuelle und vollständige medizinische Diagnosen.

Wenn eine „prophylaktische" Schmerzbeobachtung mittels eines Beobachtungsinstruments durchgeführt wird, ist dabei wichtig, dass die Person mit Demenz in **verschiedenen** Alltagssituationen auf Schmerzen hin beobachtet wird, z. B. bei Bewegung, im Liegen, im Sitzen, bei der Körperpflege, nachts.

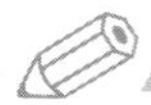

Wenn eine Schmerzerfassung einen Verdacht auf Schmerzen aufweist, ist weiterführendes Handeln von den Betreuenden einzuleiten.

5.2.2 Pflegeplanung

Bei erhöhtem Verdacht auf Schmerzen ist grundsätzlich eine Pflegeplanung zu erstellen. Sie sollte neben dem Pflegeproblem alle bestehenden Einflussfaktoren für Schmerzen und alle Verhaltenszeichen (indirekte Schmerzzeichen) der Person mit Demenz beschreiben. Die Vernetzung der Zusammenhänge und Wechselwirkungen können dadurch sichtbar und nachvollziehbar gemacht werden. Dies wiederum ist Voraussetzung für eine erfolgreiche Schmerztherapie. Zur Verdeutlichung sind in den Tabellen 5.1 und 5.2 zwei unterschiedliche Pflegeplanungen aufgeführt. Die erste Pflegeplanung (siehe Tabelle 5.1) zeigt primär das Problem „erhöhte Sturzgefahr" als Planungsbedarf an. Es besteht ursprünglich als Einflussfaktor lediglich ein Verdacht auf Schmerzen.

Tab. 5.1: Pflegeplanung beim Fall „erhöhte Sturzgefahr"

Problem	Fähigkeiten/ Bedürfnisse/ Ressourcen	Pflegeziele	Maßnahmen	Ergebnis
1.10. Frau Müller **Erhöhte Sturzgefahr** b/d: Ödeme in den Beinen a/d: stark eingelagerte Füße, muss öfters beim Gehen stehen bleiben (Fußknöchelumfang ...)	F: kann mit Rollator und Begleitung gehen R: Rollator F: akzeptiert Diuretikagabe	1. nachlassen der Ödembildung durch optimalere Diuretikagabe (Fußknöchelumfang ...) (14.10.)	Rücksprache mit dem Hausarzt wegen optimaler Diuretikagabe	14.10. 1. Diuretika wurden vom HA am 4.10. erhöht. Fußknöchelumfang jetzt ... cm. Frau M. kann ca. 10 Schritte weiter gehen, bevor sie stehen bleibt.
b/d: **schlecht schließende Schuhe** a/d: Füße berühren sich bei jedem Schritt a/d: schwankt mit dem Oberkörper hin und her	F: versucht das Gleichgewicht zu halten F: geht sehr langsam	2. trägt sicheres Schuhwerk beim Gehen (14.10.)	Rücksprache mit der Betreuerin wegen den Kauf von knöchelhohen Schuhen zum Binden	2. Schuhe wurden wie gewünscht von Betreuerin besorgt. Seit 1 Woche geht Frau M. mit ihnen, nur ab und zu berühren sich die Füße noch beim Gehen. Sturzgefahr ist deutlich reduziert dadurch.
b/d: **Alzheimer Demenz** a/d: kann Schmerzen nicht verbal äußern a/d: kann ihre Gehfähigkeit nicht einschätzen a/d: geht alleine mit Rollator weiter, wenn sie schon steht	F: kann Unwohlsein nonverbal äußern F: macht alleine keine Aufstehversuche	3. geht immer mit Rollator (30.10.)	bei allen pflegerischen Maßnahmen Rollator griffbereit halten für Frau M., sie nicht allein gehen lassen	zu 3. geht immer mit Rollator, wenn er sichtbar griffbereit vor ihr steht, wichtig darauf immer zu achten!

Problem	Fähigkeiten/ Bedürfnisse/ Ressourcen	Pflegeziele	Maßnahmen	Ergebnis
b/d: **vermutlich Schmerzen in den Beinen beim Gehen** a/d:BESD-Skala 5/10 (lautstark angestrengt atmen, gelegentlich stöhnen oder ächzen, angespannte Körperhaltung, ablenken und beruhigen möglich)	B: geht gerne den Flur langsam auf und ab zeigt im Ruhezustand keine indirekten Schmerzanzeichen	4. zeigt beim Gehen indirekte Schmerzanzeichen max. 3/10 lt. BESD-Skala (14.10.)	Rücksprache mit dem Hausarzt wegen evtl. medikamentöser Schmerztherapie	14.10. 4. seit der Schmerzmittelgabe indirekte Schmerzanzeichen lt. BESD-Skala beim Gehen 2/10 (gelegentlich angestrengt atmen, gelegentlich stöhnen oder ächzen)

b/d = beeinflusst durch (Einflussfaktoren), a/d = angezeigt durch (Verhaltenszeichen), F = Fähigkeiten, B = Bedürfnisse, R = Ressourcen
Die indirekten Schmerzanzeichen aus der BESD-Skala wurden nur zur Nachvollziehbarkeit für den Leser aufgeführt.

Schmerzen sind einer der häufigsten Einflussfaktoren für andere *sichtbarere* Pflegeprobleme. Nicht zuletzt deshalb ist es unverzichtbar, nach möglichen Schmerzen zu forschen. Frau Müller hatte ihre möglichen Schmerzen verbal nie geäußert. Wenn, dann nur durch nonverbale Zeichen. Der vorerst höhere angezeigte Wert in der BESD-Skala (Problemspalte) ist kein absoluter Beweis für Schmerzen. So wie der niedrigere Wert der BESD-Skala in der Ergebnisspalte kein absoluter Beweis dafür ist, dass die Schmerzen von Frau Müller durch die Analgetikumgabe zurückgegangen sind (→ Kapitel 5.3). Der Wert der BESD-Skala ist als ein Mosaikstein in Bezug auf das Gesamtverhalten der Person mit Demenz zu verstehen. Denn *alle* unter „angezeigt durch (a/d)" aufgeführten Verhaltensbeschreibungen sind indirekte Schmerzzeichen.

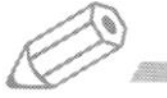

Es ist immer das gesamte Verhalten und die gesamte Befindlichkeit der Person mit Demenz einer Schmerzeinschätzung zugrunde zu legen.

Die Pflegeplanung von Herrn Ernst (siehe Tabelle 5.2) beschreibt zum Vergleich das primäre Pflegeproblem „erhöhter Verdacht auf Schmerzen".

Tab. 5.2: Pflegeplanung beim Fall „erhöhter Verdacht auf Schmerzen“

Problem	Fähigkeiten/ Bedürfnisse/ Ressourcen	Pflegeziele	Maßnahmen	Ergebnis
1.11. Herr Ernst **Erhöhter Verdacht auf Schmerzen** b/d: **Primäre Osteoporose** a/d: zeigt keine Eigenbewegung, a/d: Schonhaltung der Arme und hochgezogene Schultern, a/d: BESD-Skala 4/10 bis 6/10 im Ruhezustand (lautstark angestrengt atmen, gelegentlich stöhnen oder ächzen, ängstlicher Gesichtsausdruck, angespannte Körperhaltung, ablenken und beruhigen möglich)	F: kann den Kopf drehen und die Beine beugen und strecken, bewegt im warmen Vollbad seine Beine	1. kann weiterhin seine Beine vollständig beugen und strecken (30.11.) 2. zeigt im Vollbad eine entspannte Körperhaltung mit Eigenbewegung der Beine (30.11.) 3. zeigt im Ruhezustand indirekte Schmerzanzeichen lt. BESD-Skala max. 3/10 (7.11.) **Zielverlängerung** 7.11. entspannt sich durch basale Ausstreichungen (30.11.)	1. und 2. ein- bis zweimal wöchentlich ein Vollbad 37°C mit Wacholder und Lavendel (Hausmischung) anbieten, 15 Min. – dabei den Rücken und die Schultern mit kreisenden Bewegungen und sanftem Druck massieren – täglich aktive Bewegungen der Beine 3. Schmerzeinschätzung mit BESD-Skala einmal tagsüber, einmal nachts Schmerzprotokoll 7.11. basale Ausstreichungen bei indirekten Schmerzanzeichen anbieten, Bedarfsmedikation gegen Schmerzen ausschöpfen	30.11. 1. Hr. E. bewegt selbständig seine Beine im warmen Wasser (anheben, senken, beugen und strecken) 2. Er zeigt eine entspannte Körperhaltung (gelöste Schultern) beim Baden. 7.11. 3. BESD-Skala im Ruhezustand 0/10 bis 2/20 Ca. 1 Stunde vor der nächsten Analgetikagabe zeigt Hr. E. indirekte Schmerzanzeichen lt. BESD-Skala 2/10 (gelegentlich angestrengtes atmen, beruhigen möglich). 30.11. Hr. E. kann sich meist durch basale Ausstreichungen entspannen bis zur nächsten Analgetikagabe, Bedarfsmedikament wurde nur fünfmal benötigt.

Problem	Fähigkeiten/ Bedürfnisse/ Ressourcen	Pflegeziele	Maßnahmen	Ergebnis
b/d: **Beugekontrakturen in beiden Ellenbogengelenken und Versteifung der Schultergelenke** a/d: presst beide Arme vollständig abgewinkelt gegen den Oberkörper	F: im warmen Wasser mit Lavendelöl beide Ellenbogengelenke auf 90° dehnbar R: Lavendelöl F: lässt ein Anheben der Oberarme ca. 5 cm seitlich und nach vorne vom Oberkörper weg zu F: öffnet beide Hände mittels basaler Ausstreichungen	4. beide Ellenbogengelenke im warmen Wasser auf 90° dehnbar (30.11.) 5. lässt ein Anheben der Oberarme seitlich und nach vorne auf 45° ohne erkennbare indirekte Schmerzzeichen zu (30.11.) 6. öffnet täglich mittels basalen Ausstreichungen seine Hände (30.11.)	4. beide Schultern, Arme und Hände beim Vollbad basal ausstreichen 4./5. und 6. einmal täglich behutsames basales Ausstreichen beider Schultern, Arme und Hände mit weichen Socken, – zweimal täglich einreiben der Ellenbogen- und Schultergelenke mit Arnikassalbe lt. ärztl. Anordnung	4. beide Ellenbogengelenke im warmen Wasser und beim Ausstreichen mit weichen Socken auf 90° dehnbar 5. Hr. E. lässt ein Anheben der Oberarme seitlich und nach vorne auf 45° zu, BESD-Skala zwischen 0/10 und 3/10 (mit gelegentlich angestrengtem atmen und ängstlichem Blick zu, beruhigen möglich) 6. kann seine Hände vollständig öffnen
b/d: **Körperpflegeangebot** a/d: gelegentlich angestrengtes Atmen, liegt verkrampft im Bett, geballte Fäuste, lautes Schreien bei Berührung, ängstlicher Gesichtsausdruck und grimassieren, ablenken oder beruhigen nicht möglich (BESD-Skala 9/10), zugekniffene Augen	F: Zeigt bei behutsamen Berührungen und Bewegungen weniger indirekte Schmerzanzeichen (BESD-Skala 6/10) R: achtsam arbeitende Pflegende mit basal stimulierenden Fähigkeiten	7. zeigt bei der Körperpflege indirekte Schmerzanzeichen laut BESD-Skala max. 3/10 (7.11.) **Zielverlängerung** 7.11. zeigt bei der Körperpflege indirekte Schmerzanzeichen laut BESD-Skala max. 1/10 (30.11.)	7. Rücksprache mit Hausarzt wegen medikamentöser Schmerztherapie – Schmerzprotokoll führen, – Pflegeberichtsführung 2.11. medikamentöse Schmerztherapie lt. ärztl. Anordnung Lt. Hausarzt vorerst weiter beobachten ggf. Bedarfsmedikation 45 Minuten vor der Kör- perpflege verabreichen – Dokumentation	7.11. 7. Seit der Analgetikagabe (2.11.) zeigt Hr. E. nur noch indirekte Schmerzanzeichen lt. BESD-Skala 3/10 bei der Körper- pflege (gelegentlich angestrengt atmen, ängstlicher Gesichtsausdruck, beruhigen möglich) 30.11. Hr. E. zeigte bei der Körperpflege meist keine indirekten Schmerzanzeichen laut BESD-Skala, sechsmal Bedarfsmedikation nötig

Problem	Fähigkeiten/ Bedürfnisse/ Ressouren	Pflegeziele	Maßnahmen	Ergebnis
b/d: **Alzheimer Demenz** a/d: vermutlich Angst und das Gefühl der Ohnmacht a/d: angestrengtes Atmen, ängstlicher Gesichtsausdruck, angespannte Körperhaltung	F: öffnet manchmal seine Augen B: mag gerne das Lied „Am Brunnen vor dem Tore“	8. nimmt bei der Körperpflege Blickkontakt auf und zeigt einen neutralen oder entspannten Gesichtsausdruck (fühlt sich sicher bei der Körperpflege) (30.11.)	8. täglich basal beruhigende Ganzkörperwaschung – Prinzipien der basalen Stimulation einhalten – Das Lied „Am Brunnen vor dem Tore“ summen oder singen bei der Körperpflege	8. Hr. E. hat einen meist entspannten Gesichtsausdruck und stellt manchmal sogar Blickkontakt bei der Körperpflege her, wenn das Lied gesummt wird. Er scheint sich sicherer zu fühlen. Er wirkt insgesamt wacher am Tag, reagiert öfters mit Blickkontakt auf Ansprache.

b/d = beeinflusst durch (Einflussfaktoren), a/d = angezeigt durch (Verhaltenszeichen), F = Fähigkeiten, B = Bedürfnisse, R = Ressourcen
Die indirekten Schmerzanzeichen aus der BESD-Skala wurden nur zur Nachvollziehbarkeit für den Leser aufgeführt.

Auch diese Pflegeplanung greift Vernetzungen auf, welche sich auf das Schmerzerleben von Herrn Ernst auswirken. In der linearen Pflegeplanung würden die Pflegeprobleme einzeln abgehandelt werden und die Zusammenhänge blieben schlimmstenfalls unsichtbar. Es ist äußerst naheliegend, dass die Versteifung der Schulter- und Ellenbogengelenke auch als Folge von nicht therapierten Schmerzen der Osteoporose entstanden ist. Demnach wäre generell davon auszugehen, dass weit weniger Versteifungen der Gelenke entstehen würden, wenn ursächliche körperliche Schmerzen (und die zugehörige Angst) rechtzeitig erkannt und gelindert werden. Selbst eine tägliche Kontrakturenprophylaxe kann keinesfalls Kontrakturen erfolgreich vorbeugen, wenn die Menschen mit Demenz aufgrund von anderen Schmerzen in eine entsprechende Schon- und Schutzhaltung gehen. Dass dies ein Teufelskreis aus Schmerzen wird, ist mehr als verständlich. Wie in der Pflegeplanung aufgezeigt wird, wären die Anwendungen aus der Basalen Stimulation allein nicht ausreichend. Ebenso wäre eine rein medikamentöse Therapie nicht zielorientiert genug.

Indirekte Schmerzzeichen werden hier auch als Angstanzeichen interpretiert. Der Arzt erhöht trotz BESD-Skala 3/10 nicht die fest angesetzte Schmerzmedikation. Er verweist auf basale Ausstreichungen und ggf. die Bedarfsmedikation gegen Schmerzen (→ Maßnahmen Nr. 3 unter 7.11.). Menschen, die Schmerzen haben, haben in der Regel auch Angst vor den Schmerzen. Denn je größer das Ohnmachtsgefühl ist, sich vor den Schmerzen nicht schützen zu können, desto größer ist sicherlich auch die Angst davor.

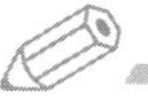

Angst kann auch als Folge von nicht oder nicht ausreichend gelinderten Schmerzen verstanden werden. Diese Angst wird sich nicht gleich auflösen können, auch wenn die Schmerzen nun gelindert worden sind. Vertrauen braucht Zeit.

Ausdrücklich erwähnt soll auch die erschwerte Situation der Körperpflege werden, die sich durch die medikamentöse und nicht medikamentöse Schmerztherapie erheblich verbessert. In der Pflegesprache als „herausforderndes Verhalten“ von Herrn Ernst benannt. Vielleicht würde Herr Ernst in seiner Not auch nach den Pflegenden schlagen, wenn er dazu körperlich in der Lage wäre (→ Kapitel 8). Es wäre naheliegend und verständlich.

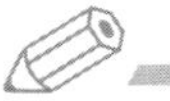

Letztendlich können Betreuende nie sicher darin sein, welche Nöte die Person mit Demenz mit ihrem Verhalten signalisiert. Deshalb erfordert ein erfolgreiches Schmerzmanagement bei Menschen mit Demenz von den Betreuenden Fach- und Erfahrungswissen, Einfühlungsvermögen, Offenheit und das Zugeständnis, „nicht sicher zu wissen".

Die Beschreibungen des *tatsächlichen* Verhaltens von Herrn Ernst in der Ergebnisspalte sind Zusammenfassungen aus verschiedenen Dokumentationsunterlagen.

Die Evaluation wird in beiden Pflegeplanungen zu unterschiedlichen Zeitpunkten durchgeführt. Je nachdem, welches Pflegeziel gesetzt wurde.

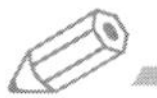

Eine Evaluation der Wirkung der medikamentösen Schmerztherapie in der Pflegeplanung sollte spätestens nach einer Woche durchgeführt werden.

Eine nicht angemessene Schmerztherapie hat meist unmittelbar gravierende Auswirkungen auf die Person mit Demenz (→ Kapitel 6.1). Bei einer Überdosierung kann es z. B. zu einem erhöhten Schlafverhalten der Person mit Demenz kommen oder bei einer Unverträglichkeit zu Übelkeit und Erbrechen (→ Kapitel 6.7). Die beobachteten Reaktionen der Person mit Demenz werden im Pflegeverlaufsbericht dokumentiert und ggf. werden schon vor der Erstevaluation in der Pflegeplanung die Maßnahmen entsprechend angepasst.

Dagegen erfordert der Abbau von Ängsten oder die Erweiterung einer Bewegungsfähigkeit eine längere Beobachtungszeit, um in der Evaluation relativ konkrete Aussagen darüber zu geben. Nicht nur, um zu einer aussagekräftigen Evaluation zu kommen, bedarf es einer lückenlosen und nachvollziehbaren Pflegedokumentation im Pflegeverlaufsbericht, sondern auch, um die indirekten Schmerzzeichen zu erfassen, welche durch das Beobachtungsinstrument nicht erfasst werden. Denn kein Beobachtungsinstrument erfasst alle 90 wahrnehmbaren indirekten Schmerzanzeichen (→ Kapitel 4).

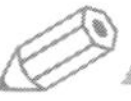

Die Pflegeplanung ist in den Zusammenhang mit dem Pflegeverlaufsbericht, den Schmerzprotokollen, dem ärztlichen Verordnungsblatt und dem Nachweis der Bedarfsmedikationsgabe zu setzen.

5.2.3 Pflegeverlaufsberichtführung

Der Pflegeverlaufsbericht soll u. a. ergänzend zum Beobachtungsinstrument über das Verhalten der Person mit Demenz weitere Auskunft geben. Dazu einige Beispiele von Pflegeverlaufsbericht-eintragungen:

- 1.11. 8.00 Uhr Herr Meier biss sich auf die Unterlippe, nachdem ich ihn mit dem Waschlappen im Gesicht berührt habe …
- 1.11. 9.00 Uhr Frau Schwarz schrie nach ihrer Mutter, nachdem ich ihr das Nachthemd ausziehen wollte …
- 1.11. 12.00 Uhr Frau Müller presste die Lippen aufeinander, als ich ihr zu Trinken anbot …
- 1.11. 14.00 Uhr Herr Fuchs fluchte beim Hinsetzen auf die Toilettenschüssel …
- 1.11. 15.00 Uhr Frau Weis drohte mit der Polizei, als sie an mir auf dem Flur vorbeiging …
- 1.11. 12.30 Uhr Herr Meier lehnte das Mittagessen mit den Worten „Ich will nicht“ und ohne weitere Begründung ab …
- 1.11. 10.00 Uhr Frau Kunz möchte heute nicht aufstehen. Sie habe die ganze Nacht nicht geschlafen …
- 1.11. 5.00 Uhr Herr Hammer klingelte von 4.00 Uhr ab fünfmal ohne Erklärung und ohne erkennbaren Grund …
- 1.11. 14.00 Uhr Frau Keller wollte heute nicht am Singkreis teilnehmen. Sie hätte keine Lust dazu …
- 1.11. 16.00 Uhr Herr Schmitt schiebt seine Beine vom Multifunktionsrollstuhl zur linken Seite herunter. Erhöhte Sturzgefahr …
- 1.11. 17.00 Uhr Frau Bauer möchte nach Hause gehen, um nach dem Rechten zu sehen …
- 1.11. 3.00 Uhr Herr Karl geht suchend in die Zimmer seiner Mitbewohner …
- 1.11. 9.00 Uhr Frau Ober schreit um Hilfe, wenn man ihr Zimmer betritt …

Nachdem generell nicht täglich eine Schmerzerfassung erstellt wird und die Beobachtungsinstrumente inhaltlich unterschiedliche Beobachtungsschwerpunkte setzen, vervollständigen die eingetragenen oben genannten Verhaltensweisen den Gesamteindruck über das Befinden und Verhalten der Person mit Demenz.

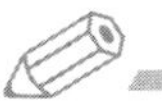

Jede der aufgeführten Verhaltensweisen kann ein Anlass dafür sein, eine Schmerzerfassung durchzuführen.

Um das beobachtete Verhalten der Person mit Demenz als Anlass für eine Schmerzerfassung zu nehmen, ist wiederum Voraussetzung, dass die Betreuungsperson das auftretende Verhalten als indirekte Schmerzanzeichen *identifiziert.*

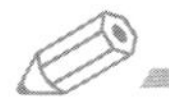

Nach der Gabe von Bedarfsmedikation ist unbedingt die Wirkung der Maßnahme (des Analgetikums) im Pflegeverlaufsbericht oder anderen dafür vorgesehenen Formularen zu dokumentieren!

Zum einen benötigt die Betreuungsperson die Rückmeldung über die Wirkung des verabreichten Bedarfsmedikamentes, um ggf. weitere Maßnahmen einzuleiten. Sie beobachtet also erneut die Verhaltensweisen der Person mit Demenz, ggf. mit einem Beobachtungsinstrument. Zum anderen braucht der zuständige Arzt diese Informationen für seine weiteren Therapieentscheidungen.

6 Die medikamentöse Schmerztherapie

Die moderne Schmerztherapie kennt viele Möglichkeiten, einem Betroffenen die Schmerzen zu lindern. Eine der Säulen der modernen Schmerztherapie scheint aus unzähligen Analgetika (Schmerzmedikamenten) zu bestehen. Die Praxis aber zeigt, dass nur ein kleiner Teil der auf dem Markt befindlichen Analgetika notwendig ist, um eine ausreichende und adäquate medikamentöse Schmerztherapie einzuleiten. Wir haben uns in diesem Kapitel auf die wichtigsten und in der Praxis am häufigsten eingesetzten Medikamente beschränkt, die korrekt dosiert und angewandt zu einer positiven Schmerzlinderung führen können.

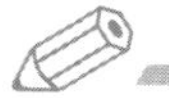

Bitte verzichten Sie in der Praxis auf das Wort Schmerzfreiheit. Dies ist ein sehr hohes Ziel. Eine Schmerzlinderung jedoch sollte immer das Ziel einer jeden Schmerztherapie sein!

Die Praxis zeigt zudem, dass eine große Unsicherheit und auch Unwissenheit auf dem Gebiet der medikamentösen Schmerztherapie vorhanden sind, sowohl hinsichtlich der ärztlichen Versorgung als auch hinsichtlich der Pflege. Ängste und falsche Überzeugungen, z.B. in Bezug auf Opiate, sind häufig anzutreffen. Hier gilt: Eine fundierte Aufklärung über Zusammensetzung und Wirkungsweisen der Analgetika ist unerlässliche Voraussetzung für eine gelingende Schmerztherapie. Wichtig zu erwähnen ist, wie im Expertenstandard Schmerzmanagement in der Pflege (DNQP 2005, 43) beschrieben, dass bereits bei Verdacht auf Schmerzen eine medikamentöse Schmerztherapie eingeleitet werden muss! Und: Eine erfolgreiche medikamentöse Schmerztherapie kann nur gelingen, wenn alle Beteiligten zusammenarbeiten! Die Erfahrungen aus der Praxis zeigen, dass verhaltensbedingte Schmerzindikatoren von Menschen mit Demenz für Betreuende sehr belastend sind. Wenn eine medikamentöse Schmerztherapie bei berechtigtem Verdacht auf Schmerzen eingeleitet wird und das Verhalten der Person mit Demenz schmerzbegründet war, wird sich für alle Beteiligten die Lebensqualität positiv ändern.

6.1 Kardinalfehler der medikamentösen Schmerztherapie bei Menschen mit Demenz

Chronifizierende und chronische Schmerzen werden nicht erkannt. Die Praxis zeigt, dass vor allem Verhaltensänderungen, die schleichend vonstattengehen, häufig nicht wahrgenommen werden bzw. nicht als Schmerzindikatoren erkannt werden. Da eine Schmerzlokalisation nicht bekannt ist, Schmerzen von Arzt und Pflegepersonen meist nicht erwartet werden, werden diese langsamen Veränderungen auch nicht als ein chronisches Schmerzzeichen erkannt.

Schmerzen werden demenzerkrankten Menschen oftmals abgesprochen. Betreuende äußern nicht selten, die Person mit Demenz könne keine Schmerzen haben, und deuten das Verhalten als Aufmerksamkeitsdefizit (→ Kapitel 5.1).

Neuroleptika werden häufiger verordnet als Analgetika. Folgende Situation zeigt sich wiederkehrend in der Praxis: Menschen mit Demenz, die Schmerzindikatoren zeigen, wie z. B. lautes Rufen, Schreien oder Abwehrverhalten, bekommen oftmals Neuroleptika, wie z. B. Melperon, verordnet. In der Praxis ist oben genanntes Verhalten (das meist „nur“ als Angst gedeutet wird) für dieses Medikament die Hauptindikation. Selten ist bei diesem Verhalten ein Analgetikum als Fest- oder Bedarfsmedikation zu finden.

Schmerzarten werden nicht differenziert und nur monotherapeutisch (fehl)behandelt. Schmerzarten werden oftmals nicht unterschieden und es wird beliebig nur ein Präparat angesetzt, wie z. B. Metamizol 40 gtt dreimal täglich bei starken Osteoporoseschmerzen (→ Kapitel 6.2).

Analgetika werden zu niedrig dosiert. Vielfach zeigt sich im Praxisalltag, dass Analgetika zu niedrig dosiert werden, wie z. B. dreimal 20 gtt Metamizol/Tag oder zweimal 10 gtt Tramadol – und dies auch bei einer Schmerzerfassung von 8/10 laut BESD-Skala oder 24/32 laut BISAD-Skala.

Analgetika werden zu spät angesetzt. Akute Schmerzen lassen sich größtenteils auch bei Menschen mit Demenz schnell erkennen. Vorausgesetzt, der Patient wird gut beobachtet. Doch vorwiegend wird erst sehr spät ein Analgetikum angesetzt und ein akutes Schmerzgeschehen hat sich bereits in ein chronisches gesteigert.

Analgetika werden zu kurz angesetzt. Das sogenannte „Probeabsetzen" von Medikamenten hat sich in der Praxis bewährt. Es ist durchaus sinnvoll, bestimmte Präparate versuchsweise abzusetzen. In Bezug auf Analgetika sollte hier mit großer Sorgfalt gehandelt werden!

Analgetika werden nur bei Bedarf angesetzt. Wenn Analgetika nur bei Bedarf gegeben werden, obwohl sie als Dauermedikation indiziert sind, kann sich kein kontinuierlicher Wirkspiegel bilden und eine adäquate Schmerzlinderung kann nicht entstehen.

Analgetika werden falsch kombiniert. Wenn Wirkzeiten, Wirkdauer und Wirkungsweise der Analgetika nicht beachtet werden, kann ebenfalls keine dauerhafte und gleichbleibende Schmerzlinderung greifen.

6.2 Schmerztherapiepfade

Die medikamentöse Behandlung von akuten und chronischen Schmerzen stellt im Praxisalltag eine besondere Herausforderung dar. Eine klare Strategie der Schmerzbehandlung, die sich am aktuellen Wissenstand orientiert, ist hier unverzichtbar, um schnelle und anhaltende Behandlungserfolge zu erzielen. Wichtig ist hier zu erwähnen, dass viele hochbetagte geriatrische Patienten mit Demenz bereits an chronifizierten Schmerzen leiden, die lange unbemerkt und untherapiert bleiben. Hier ist ein effektives Pharmakotherapiekonzept notwendig (Nolte 2010).

Die Abbildung 6.1 zeigt das WHO-Stufenmodell. Dies ist ein allgemeingültiges und anerkanntes Schema zur Behandlung von Schmerzen. Es wurde bereits 1986 von der Welt-Gesundheits-Organisation (WHO) definiert und festgelegt. Das Modell besteht aus drei Stufen, denen verschiedene Medikamentengruppen zugeordnet werden.

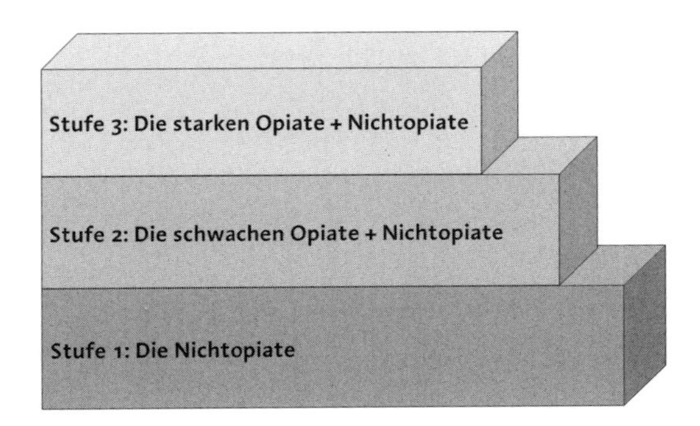

Abb. 6.1: WHO-Stufenmodell

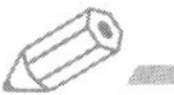

Die erste Stufe beschreibt die Nichtopiate, die zweite Stufe die leichten Opiate und die dritte Stufe die starken Opiate. Kombiniert werden sollte Stufe 1 mit Stufe 2 und Stufe 1 mit Stufe 3! Natürlich sind auch Kombinationen innerhalb des Stufenschemas möglich. Sinnvoll ist hier zu erwähnen, dass Medikamentenkombinationen aus retardierten und nicht retardierten Präparaten eine bestmögliche Schmerzlinderung erzielen.

Das WHO-Stufenmodell gibt Empfehlungen zum Einsatz von Schmerzmedikamenten – dieser ist jedoch abhängig von der Schmerzintensität und der Schmerzart! Ein striktes Vorgehen nach diesem Plan kann auch Nachteile aufzeigen. Es ist ein didaktisch orientiertes Konzept zur Systematisierung der Schmerztherapie.

Dieses Konzept wird von Wirkstoffgruppen geleitet. Der Einsatz der Medikamente wird von der Wirkdauer und der Schmerzstärke gesteuert. Es sind in der Praxis Situationen aufzufinden, in denen Menschen mit stärksten Schmerzen monotherapeutisch mit Nichtopiaten der Stufe 1 (fehl)behandelt werden. Dies führt zum einen zur Untertherapie des Betroffenen und zum anderen zählen die Nichtopiate, insbesondere die NSAR-Präparate (z.B. Diclofenac), im Langzeitgebrauch zu den risikoträchtigsten Medikamenten überhaupt. In vielen Fällen sind starke Opiate schon längst indiziert, sie werden aber dennoch zu wenig verordnet. Erfahrungsgemäß vertragen hochbetagte Menschen Opiate viel besser als Nichtopiate. Auch deshalb, weil man die Nebenwirkungen der Opiate gut therapieren kann, wie den Tabellen 6.4 und 6.6 entnommen werden kann.

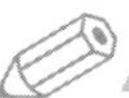

Der erfolgreiche Einsatz von Schmerzmedikamenten, unter Berücksichtigung der Komorbidität (Begleiterkrankungen), hängt von zwei wesentlichen Merkmalen ab. Diese sind die Schmerzdauer und der Schmerzpathomechanismus.

Bei der Schmerzdauer ist zu beachten, dass eine Grundsatzregel in der Schmerztherapie ist, dass bereits nach vier bis sechs Wochen anhaltender Schmerzen die Chance auf eine Rückkehr zu einer weitgehend schmerzfreien Normalität deutlich reduziert wird. Was bedeutet dies im Zusammenhang der Schmerztherapie bei Menschen mit Demenz, die oftmals an einer bereits chronifizierten Schmerzsymptomatik leiden? Vor dem Hintergrund des komplexen biopsychosozialen Schmerzverständnisses wird klar, wie umfassend die Therapie bei Menschen mit Demenz sein muss (→ Kapitel 2)!

Zum Schmerzpathomechanismus ist Folgendes anzumerken: In der Regel unterscheidet man zwischen **nozizeptiv** verursachten Schmerzen und **neuropathischen** Schmerzen. Nozizeptiv verursachte Schmerzen entstehen durch die Verletzungen von Haut-, Binde-, Knochen- oder Muskelgewebe. Die nozizeptiven Schmerzen treten als entzündliche, myofasziale (den Muskel betreffend) oder viszerale (die inneren Organe betreffend) Qualität auf. Nozizeptive Schmerzen sind z. B. Gelenk-, Muskel- und Knochenschmerzen.

Neuropathische Schmerzen können auf dem Boden einer Läsion des Nervensystems in seiner gesamten Ausdehnung entstehen. Es liegt eine direkte Schädigung von Nervengewebe vor. Sie führen durch ihre Intensität und Therapieresistenz zu einer besonders hohen Dynamik der Schmerzchronifizierung und haben häufig einen vernichtenden Charakter und schränken den Betroffenen in all seiner Aktivität ein. Neuropathische Schmerzen entstehen z. B. aufgrund von diabetischer Polyneuropathie, bei Herpes Zoster, Trigeminusneuralgie oder nach Amputationen (Phantomschmerz).

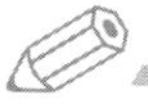

Pharmakotherapeutische Behandlungskonzepte orientieren sich in erster Linie an den beschriebenen oder angenommenen Schmerzpathomechanismen!

6.3 Übersicht der wichtigsten Analgetika

In der Tabelle 6.1 finden Sie eine Übersicht über die häufigsten angewendeten und wichtigsten Analgetika. Diese sind nach ihren Wirkstoffen und nicht nach den üblichen Handelsnamen benannt! Zur besseren und schnelleren Übersicht sind Zusatzeinteilungen nach Wirkdauer, Applikationsformen, Morphinäquivalenz sowie Mindest- und Maximaldosen zu finden.

Beim Umgang mit Schmerzpflastern am Beispiel des transdermalen Fentanyl sind die folgenden Punkte zu beachten (siehe auch Tabelle 6.2): Die Applikation von transdermalem Fentanyl erfolgt über ein selbstklebendes Hautpflaster. Dieses ist mit einer geschwindigkeitslimitierten Membran ausgekleidet und gibt eine standardisierte Fentanylmenge an die Haut ab. So wird ein sogenanntes Depot im Unterhautfettgewebe gebildet.

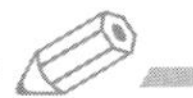

Bei einer bestehenden Mangelernährung oder Tumorkachexie, bei einem reduzierten Stoffwechsel und bei bestehender Altershaut sind Schmerzpflaster nicht geeignet. Die Aufnahme des Wirkstoffes ist dadurch erheblich verändert oder nicht gewährleistet.

In der Praxis gibt es häufig einen sehr schnellen und einfachen Umgang mit Schmerzpflastern. Die Einfachheit dieser Therapie kann auch zur verfrühten Indikation von Opiaten führen. In der Tabelle 6.3 ist eine Umrechnungstabelle zu finden. So erlebt man in der Praxis auch manchmal einen Aha-Effekt, dass z. B. ein Fentanyl-50-µg/h-Pflaster einer Dosis von 120 mg oralem Morphin entspricht. Nicht selten ist damit auch eine Überdosierung zu vermerken. Bei opiatnaiven Patienten sollte daher immer mit einem 12,5-µg/h-Pflaster begonnen werden. Die Membranpflaster geben den Wirkstoff in einer Zeit von 48 bis 72 Stunden ab. Es besteht die Gefahr, dass die Patienten erst nach Ablauf der 72 Stunden einen Pflasterwechsel erhalten, obwohl sie diesen vielleicht schon nach 48 Stunden benötigen würden. Daher ist die Kontrolle bei längerer Membranpflastertherapie immer wieder erforderlich! Bei einer Dosis von Fentanyl 150 µg empfiehlt es sich, an einen Opiatwechsel zu denken. Eine weitere Steigerung der Fentanyldosis wird kaum noch einen gewünschten Erfolg zeigen.

Tab. 6.1: Übersicht der gängisten Analgetika

WHO-Stufe	Wirkstoff	Handelsname	Äquivalenz zu Morphin oral	Einzeldosis und verfügbare Dosierungen	maximale Tagesdosis	Wirkungs-eintritt	Indikation	Wirkdauer	Darreichungsform für Erwachsene
1	Metamizol	z.B. Novalgin, Novamin sulfon		500–1000 mg	6 g	0,5–1 h	viszerale, kolikartige Schmerzen	4–6 h	Tropfen, Suppositorien, Tabletten, Ampullen
1	Paracetamol	Ben-u-ron		500–1000 mg	60 mg/kg Körpergewicht	15–30 min.	leichte Schmerzen, Fieber	4–6 h	Suppositorien, Infusionslösung, Tabletten, Brausetabletten
1	Ibuprofen	Ibuhexal		200–800 mg	2,4 g	20–30 min.	Schmerzen und Entzündungen bei rheumatoider Arthritis oder Tumorerkrankung	4–6 h	Tabletten, Brausetabletten, Suppositorien
1	Ibuprofen retard	Ibuhexal ret.		800 mg	2,4 g			12 h	
1	Celecoxib	Celebrex		100–200 mg	400 mg		entzündliche Schmerzen, Knochenschmerzen	12 h	Tabletten
2	Tramadol	Tramal	1/10	50–100 mg	600 mg	30 min.	mäßige bis starke Schmerzen	4–6 h	Tabletten, Tropfen Suppositorien, Injektionslösung
2	Tramadol ret.	Tramal long	1/10	100–300 mg	600 mg			12 h	Tabletten, Kapseln
2	Tilidin/ Naloxon	Valoron N	1/10	50–100 mg	600 mg	10–15 min.	mäßige bis starke Schmerzen	4–6 h	Tabletten, Tropfen, Kapseln

WHO-Stufe	Wirkstoff	Handelsname	Äquivalenz zu Morphin oral	Einzeldosis und verfügbare Dosierungen	maximale Tagesdosis	Wirkungs-eintritt	Indikation	Wirkdauer	Darreichungsform für Erwachsene
2	Tilidin/ Naloxon ret.	Valoron N ret	1/10	100–300 mg	600 mg			12 h	
3	Morphinlösung 2%	Morphin Merck	1/3	8 gtt = 10 mg	Bei Opiaten gibt es keine Tagesmaximaldosis!		stärkste Schmerzen; zur Dosisfindung und bei Durchbruchschmerzen in Kombination mit retardiertem Morphin	4–6 h	Tropfen
3	Morphin-tabletten	Sevredol	1/3	10 mg/20 mg		20 min.	stärkste Schmerzen; Durchbruchschmerzen in Kombination mit retardiertem Morphin	4–6 h	Tabletten
3	Morphin Retard	MST ret	1/3	10/30/60/100/200 mg	Anfangsdosis 20 mg/ 24 h	30–60 min.	stärkste Schmerzen	8–12 h	Tabletten, Granulat zum Auflösen
3	Morphin Supp.	MSR Suppositorien	1/3	10/20/30 mg		20–40 min.	stärkste Schmerzen	4 h	Suppositorien
3	Morphin Injektionslösung	MSI Injekt	1	10/20/100/200 mg		5–10 min.	stärkste Schmerzen	4 h	Injektionslösung s.c./i.v.
3	Hydromorphon ret.	Palladon Retard	7	2/4/8 mg		15–30 min.	gutes Alternativpräparat zu Morphin, vor allem bei Niereninsuffizienz	12 h	Tabletten

WHO-Stufe	Wirkstoff	Handelsname	Äquivalenz zu Morphin oral	Einzeldosis und verfügbare Dosierungen	maximale Tagesdosis	Wirkungs-eintritt	Indikation	Wirkdauer	Darreichungsform für Erwachsene
3	Hydro-morphon	Palladon	7	1,3 mg/2,6 mg 1,3 mg Hydromor-phon = 10 mg Morphin oral		15–30 min.	Durchbruch-schmerzen in Kombination mit Hydromor-phon retard.	4 h	Tabletten, Ampullen s.c./i.v.
3	Fentanyl TTS	Durogesic	30	12,5/25/50/75/100 µg/h		12 h	starke Schmerzen	48–72 h	transdermales Pflaster
3	Fentanyl (Transmukosal)	Effentora Abstral Instanyl	Keine Angabe	100/200/300/400 /600/800 µg 100/200/300/400 /600/800 µg 50/100/200 µg	bis 4 x/tägl	5–20 min. 5–20 min.	Durchbruch-schmerzen in Kombination mit Fentanyl TTS	1–3,5 h	*Buccaltabletten **Sublingualtableten Nasenspray
3	Oxycodon	Oxygesic	2	10/20/40 mg 5 mg Oxycodon = 10 mg Morphin oral		20–30 min.	keine aktiven Metabolite; gut geeignet bei älteren Patienten	8–12 h	Tabletten

* Buccaltabletten werden in die Backentasche gelegt und dort resorbiert.

** Sublingualtabletten werden unter die Zunge gelegt und dort resorbiert. Wirkungseintritt ist schneller als bei Buccaltabletten.

In der Praxis taucht immer wieder die Frage auf, ob Schmerzpflaster in der Mitte auseinandergeschnitten werden dürfen/sollen oder nicht. Da die Hersteller eine adäquate Auswahl an Dosierungen zur Auswahl stellen, könnte letztendlich darauf verzichtet werden. Laut Herstellungsfirmen sind das Fentanylpflaster Durogesic SMAT und das Buprenorphin Pflaster TRANSTEC zum Teilen geeignet. Beide Membranpflaster verlieren die Wirkung nicht!

Vorsicht ist jedoch bei den Generika geboten. Das Fentanyl-Hexal TTS darf **nicht** zerschnitten werden, da es ein Reservoirsystem hat und kein Matrixsystem!

Tab. 6.2: Pro und Contra der Schmerzpflaster

Pro	Contra
kontrollierte Freisetzung	kein einheitlicher Wirkspiegel
leichte Handhabe	bei Kachexie kontraindiziert, da keine Depotbildung möglich
bequemer Umgang	keine Titrierbarkeit
weniger gastrointestinale Nebenwirkungen	bei Menschen mit Demenz ist die Resorption fragwürdig
gut bei Dysphagie	bei starkem Schwitzen oder Fieber erhöhte Resorption!
gut bei stabilem Schmerzsyndrom mit wenig Durchbruchschmerzen	

Tab. 6.3: Umrechnungstabelle von oralem Morphin zu transdermalem Pflaster

Morphin oral in mg /24 h	30 mg	60 mg	90 mg	120 mg	150 mg	180 mg	210 mg	240 mg	300 mg
Durogesic TTS Pfaster	12,5 µg/h	25 µg/h		50 µg/h		75 µg/h		100 µg/h	125 µg/h
Transtec Pflaster	35 µg/h		52,5 µg/h	70 µg/h		105 µg/h		140 µg/h	

6.4 Der Schmerztherapiepfad in der Praxis

6.4.1 Nozizeptive Schmerzen

Nozizeptiv-entzündliche Schmerzen

Akut: Bei akuten nozizeptiv-entzündlichen Schmerzen ist primär ein auf vier bis sechs Wochen **begrenzter** Therapieversuch mit NSAR/Coxiben sinnvoll, sofern keine Begleiterkrankungen als Kontraindikation dagegen sprechen. Die Praxis zeigt, dass die selektiven COX-2-Hemmer (z. B. Rofecoxib/VIOSS oder Celecoxib/Celebrex) eine gute Alternative zu den NSAR-Präparaten sind, da sie deutlich besser gastrointestinal vertragen werden.

Chronisch: Über die Zeit von vier bis sechs Wochen hinaus mehren sich die medikamentös bedingten Nebenwirkungen. Deshalb sollte die befristete Dauertherapie auf eine intermittierende NSAR/Coxib-Therapie umgestellt werden, sodass sich das Prostaglandinsynthesesystem wieder erholen kann. Ergänzt sollte die Therapie dann mit retardierten oralen und transdermalen Opiaten der Stufe 2 und 3 werden.

Nozizeptiv-myofasziale Schmerzen

Akut: Medikamentöses Mittel der Wahl sind schnell wirksame Muskelrelaxantien. Im Mittelpunkt der Behandlung sollten jedoch auch die nicht medikamentösen Möglichkeiten berücksichtigt werden, wie z. B. Physiotherapie, Kälte- und Wärmebehandlung (→ Kapitel 7.1 und 7.2) unter Berücksichtigung des Schweregrades der Demenzerkrankung.

Chronisch: Bei chronifizierenden/chronischen Verläufen ist die Umstellung der medikamentösen Therapie auf retardierte Muskelrelaxantien sinnvoll. Bei dieser Schmerzart sind somatoforme Störungseinflüsse bekannt, die durch die Behandlung von nicht medikamentösen Optionen unbedingt ergänzt werden sollten, wie z. B. das validierende Gespräch (→ Kapitel 7.3). Die medikamentöse Therapie sollte mit retardierten Opiaten (oral oder transdermal) ergänzt werden.

Nozizeptiv-viszerale Schmerzen

Akut: Über die Ursachen, die Therapie und die Prognose von funktionellen viszeralen Schmerzen gilt vieles, was bei myofaszialen Schmerzen bereits aufgeführt wurde. Allerdings stehen hier anstatt Muskelrelaxantien bzw. NSAR/Coxibe eher Metamizol und Spasmolytika im Vordergrund der medikamentösen Therapie.

Chronisch: Retardierte Opiate sind bei chronischen Verläufen sowie bei Multimorbidität eine wichtige Option und sollten gerade bei dieser Schmerzlokalisation wegen ihrer geringen Nebenwirkungen indiziert sein. Bei chronifizierten Verläufen können trizyklische Antidepressiva hilfreich sein. (→ Kapitel 6.7)

6.4.2 Neuropathische Schmerzen

Bei neuropathischen Schmerzen werden drei wesentliche Schmerzcharaktere unterschieden, die elementar die Auswahl der Medikamente bestimmen:

- brennende Schmerzen à Antidepressiva, z. B. Amitryptilin (Saroten),
- einschießende Schmerzen à Antikonvulsiva, z. B. Gabapentin (z. B. Neurontin) oder Pregabalin (Lyrica),
- schmerzend à retardierte orale/transdermale Opiate der Stufe 2 und 3.

Chronische neuropathische Schmerzen

Dabei handelt es sich überwiegend um chronische Schmerzsituationen, die eine gut langzeitverträgliche medikamentöse Therapie erfordern. Ein effektives Schmerzmanagement ist hier unverzichtbar! Meist sind Medikamentenkombinationen der oben genannten Medikamentengruppen notwendig, um das Ziel der Schmerzlinderung zu erreichen. Dies verhindert hochdosisbedingte Nebenwirkungen bei Monotherapie und berücksichtigt auch die Gegebenheit, wenn mehrere Schmerzcharaktere zugrunde liegen. Retardierte orale oder transdermale Opiate wie auch Antidepressiva oder/und

Antikonvulsiva sind häufig die Basis der Langzeittherapie und in stationären Pflegeeinrichtungen noch viel zu wenig bekannt!

Topisches Lidocain

Topisches Lidocain ist eine neue Option zur Therapie lokaler neuropathischer Schmerzen. Dieses kann auch bei demenziell erkrankten Menschen eingesetzt werden, die an einer akuten Gürtelrose (Herpes Zoster) oder an chronischen neuropathischen Schmerzen leiden. Zu dieser neuen Option ist folgendes Studienergebnis unter www.schmerz-therapie-deutschland.de von Michael Schenk veröffentlicht worden:

Mit Lidocain-5%-Pflaster (z.B. Versatis) kann sehr wirksam oberflächlicher neuropathischer Schmerz therapiert werden. Die Zulassung beschränkt sich momentan leider noch auf die Behandlung der postzosterischen Neuralgie (PZN). Darin ist es sehr effektiv (Davies/Galer 2004, Galer 1999, Rowbotham 1996).

Es ist aber auch wirksam zur Behandlung peripherer neuropathischer Schmerzen unterschiedlichster Ätiologie (Meier 2003) und bei unterschiedlichen neuropathischen Schmerzqualitäten (Galer 2002). Es ist ein fast nebenwirkungsfreies Verfahren. Die häufigsten Nebenwirkungen sind Reaktionen an der Applikationsstelle, wie z.B. Erythem, Hautausschlag, Pruritus. Der regelmäßige Pflasterwechsel stellt einen gewissen Aufwand dar, der aber bei guter Wirkung die Compliance der Patienten nicht negativ beeinflusst. Hauptproblem ist der enge Zulassungsbereich nur für die PZN. Nach eigenen Erfahrungen kann es auch in der Therapie von Tumorschmerzen und Nichttumorschmerzen bei oberflächlichem neuropathischem Schmerz in Ergänzung der systemischen Therapie sehr gewinnbringend eingesetzt werden. Bei Leber- und Niereninsuffizienz kann es uneingeschränkt verwendet werden. Neben der pharmakologischen Wirkung des Lidocains schützt auch das Pflaster selbst vor Reibung und Allodynie (= ist eine Schmerzempfindung, die durch Reize ausgelöst wird, die normalerweise keinen Schmerz auslösen, wie z.B. das Aufliegen einer Bettdecke). Insgesamt zeigt die Praxis eine gute Wirksamkeit von Lidocain-Hydrogelpflastern bei neuropathischen Schmerzsyndromen auf. Diese Praxiserfahrungen spiegeln sich in den entsprechenden Empfehlungen aktueller Leitlinien zur Therapie neuropathischer Schmerzen wieder (z.B. Leitlinien der Deutschen Gesellschaft zum Studium des Schmerzes, www.

dgss.org, oder der Deutschen Gesellschaft für Schmerztherapie, www.schmerz-therapie-deutschland.de).

Klinische Anwendung: Das Pflaster wird für zwölf Stunden auf die schmerzhafte Region aufgeklebt. Dieses kann vorzugsweise nachts geschehen. Danach schließt sich ein zwölfstündiges Intervall ohne Pflaster an, damit sich die Haut erholen kann. Es können bis zu drei Pflaster geklebt werden. Die Pflaster lassen sich auch teilen. Lässt man das Pflaster länger als zwölf Stunden kleben, auch bei paralleler Verwendung von drei Pflastern, sind keine toxischen Wirkspiegel zu befürchten. Die Haut soll unverletzt, also auch nicht frisch rasiert oder entzündet sein. Sie muss trocken und nicht vorbehandelt (z. B. eingecremt) sein.

Akute neuropathische Schmerzen

Die Behandlung von neuropathisch bedingten Durchbruchschmerzen ist aufgrund ihres schnell einschießenden und häufig unvorhersehbar einsetzenden Charakters extrem schwierig. Gerade neuropathische Schmerzen erfordern deshalb eine präzise angepasste Basismedikation, die das Auftreten von Schmerzspitzen mit häufig vernichtendem Schmerzcharakter im Ansatz verhindert.

6.5 Zwei Praxisbeispiele

An zwei Praxisbeispielen soll im Folgenden der Schmerztherapiepfad in Abfolge dargestellt werden.

Frau Huber

Frau Huber hat eine beginnende Demenz, leidet an Osteoporose und Arthrose in den Schultergelenken und hat eine Schmerzintensität von 4/10 laut BESD-Erhebung. Medikamentöse Schmerztherapie zu Beginn, für einen Zeitraum von etwa vier bis sechs Wochen: Ibuprofen ret. 600 mg 1-0-1, z. B. 8 Uhr und 20 Uhr. Zusätzlich kann bei Bedarf Ibuprofen 400 mg verabreicht werden, falls Frau Huber bewegungsabhängige Schmerzen hat. Gegebenenfalls sollte ein Magenschutzpräparat, wie z. B. Pantoprozol, mitverabreicht werden.

Die Magenschutzprophylaxe bei geriatrischen Patienten sollte unbedingt beachtet werden, auch wenn keine Ulcusanamnese vorliegt. Geriatrische Patienten sind aufgrund von voraussichtlicher

Dauertherapie mit NSAR-Präparaten sehr gefährdet. Mittlerweile gibt es auch NSAR-Präparate mit integriertem Magenschutz, wie z.B. Diclofenac und Misoprostol (Arthotec), oder die bewährten COX-2-Hemmer, die weniger gastrointestinale Beschwerden verursachen.

In dem oben genannten Beispiel ist Ibuprofen gewählt worden, da Frau Huber an nozizeptiv-entzündlichen Schmerzen leidet. Wenn nach vier bis sechs Wochen keine deutliche Schmerzlinderung ersichtlich bzw. „messbar" wird, durch Einschätzung einer BESD- oder ECPA-Dokumentation, sollte folgende Änderung veranlasst werden:

Folgetherapie bei Frau Huber: Umstellung auf ein orales Opiat der Stufe 2, wie z.B. Tramadol ret. 100 mg, um 8 Uhr und 20 Uhr. Als Bedarfsmedikation kann Ibuprofen 400 mg akut beibehalten werden, um bewegungsabhängige Durchbruchschmerzen zu reduzieren. Wenn die Tagesmaximaldosis der Stufe 2 erreicht wurde (Tramadol 600 mg/Tag), sollte auf die 3. Stufe gewechselt werden. Nun kommen die starken Opiate, oder auch zentralwirkende Opiate genannt, zum Einsatz.
Frau Huber erhielt zuletzt folgende Therapie: Tramadol ret. wurde auf 200 mg um 8 Uhr und 20 Uhr erhöht. Eine Bedarfsmedikation von viermal 50 mg Tramadol-Tropfen wurde ausgeschöpft (Gesamtdosis 600 mg Tramadol = Tagesmaximaldosis!) und das Ibuprofen wurde weiterhin mit 400 mg bis zu dreimal täglich verordnet. Unter dieser Medikation hatte Frau Huber eine gleichbleibende BESD-Erhebung von 3/10. Nach einem Zeitraum von etwa vier Monaten veränderte sich das Verhalten von Frau Huber zunehmend und das Pflegepersonal machte erneut eine BESD-Erhebung, vor allem bei Mobilisation und bei der Grundpflege. Sie kamen auf eine Erhebung von 6/10. So wurde deutlich, dass die medikamentöse Therapie scheinbar nicht mehr ausreicht, und so wurde diese umgestellt. Um die Dosisanpassung genau zu erreichen, muss die Morphinäquivalenz beachtet werden. Frau Huber erhält bereits 600 mg Tramadol! Dies entspricht der gleichen Menge wie 60 mg Morphin/oral. (Morphinäquivalenz 1/10).
Der nächste Schritt der medikamentösen Therapie kann wie folgt aussehen: MST ret. 30 mg um 8 Uhr und 20 Uhr. Der Bedarf sollte an das stärker wirksame Präparat angepasst werden. Als Bedarf empfiehlt sich, hier Morphin-Tropfen 2% in einer Dosierung von 8 gtt (= 10 mg) alle vier Stunden bis zu viermal täglich zu geben. Ein zusätzlicher Bedarf mit Ibuprofen 400 mg bei bewegungsabhängigen Durchbruchschmerzen kann beibehalten werden. Nach ca. fünf

Tagen wurde eine Besserung wahrgenommen. Frau Huber hatte deutlich reduzierte Schmerzindikatoren und eine BESD-Erhebung von 2/10.

Herr Müller:
Herr Müller ist an einer Alzheimer Demenz erkrankt. Hinzu kommt ein Prostatacarcinom mit Metastasierung in das Peritoneum und der Leber. Herr Müller hat eine BESD-Erhebung von 4/10. Als Analgetikum wurde Metamizol gewählt, da Herr Müller bei diesem Krankheitsbild unter nozizeptiv-viszeralen Schmerzen leidet. Schmerztherapie zu Beginn: Metamizol 500 mg alle vier bis sechs Stunden, z.B. 8 Uhr, 12 Uhr, 16 Uhr und 20 Uhr. Zusätzlich kann Metamizol 500 mg bei Bedarf bis zu zweimal gegeben werden. Nach ca. vier bis sechs Wochen wurden vermehrte Schmerzindikatoren beobachtet und der Allgemeinzustand von Herrn Müller wurde zunehmend schlechter bei progredientem Verlauf seiner Erkrankung. Eine erneute BESD-Erhebung von 7/10 ließ deutlich werden, dass die pharmakotherapeutische Therapie umgestellt werden musste. Die Basismedikation mit Metamizol blieb unverändert und zusätzlich wurde ein Opiat der Stufe 3 verordnet. Hier wurde auf Hydromorphon (Palladon) zurückgegriffen. Durch die Metastasierung in der Leber und den daraus zu erwartenden Leberkapselschmerzen hat sich in der Praxis Hydromorphon gut bewährt. Dies ist ein gutes Alternativpräparat zu Morphin und eignet sich zudem bei Niereninsuffizienz. Des weiteren hat Hydromorphon keine aktiven Metabolite! Wie in der Tabelle 9 nachzulesen ist, ist Hydromorphon in retardierter und nicht retardierter Kapselform erhältlich. Die orale Äquivalenz zu Morphin beträgt 1:7,5! Dies heißt, dass 8 mg Hydromorphon oral/Tag etwa 60 mg Morphin oral/Tag entsprechen.
So kann der nächste Therapieschritt folgender sein: Metamizol 40 gtt um 8 Uhr, 12 Uhr, 16 Uhr und 20 Uhr, Hydromorphon ret. 4 mg um 8 Uhr und 20 Uhr. Bedarfsmedikation: 1,3 mg Hydromorphon alle vier Stunden bis viermal pro Tag. Als Bedarfsmedikation kann hier das nicht retardierte Hydromorphon eingesetzt werden. Unter der Berücksichtigung der Gesamtdosis des Hydromorphons von 8 mg oral/Tag ergibt sich die oben genannte Bedarfsmedikation (1/6 von 8 mg Hydromorphon = 1,3 mg). Das Metamizol hier als Bedarf zu geben, wäre nicht sinnvoll, da mit viermal 40 Tropfen die orale Tagesmaximaldosis erreicht wurde.

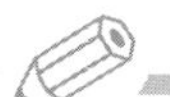

Zu beachten ist: Die Bedarfsmedikation sollte mindestens 1/6 der Gesamtmenge des Opiats/24 Stunden ausmachen. Wenn die Basistherapie des Opiats z.B. 60 mg Morphin enthält, sollte der Bedarf somit mindestens 10 mg schnellwirksames Morphin sein. Wird die Gesamtmenge des Opiats in 24 Stunden erhöht, muss auch die Bedarfsmedikation erhöht werden! Beispiel: Erhält der Patient 120 mg Morphin oral/Tag, benötigt er eine Bedarfsmedikation von 20 mg Morphin oral/**Bedarfsgabe**. Diese Berechnung ist unabhängig von der Wahl des Opiates. Gleiches gilt bei Fentanyl, Hydromorphon oder Oxygesic!

6.6 Die Therapie der Nebenwirkungen

Wie fast jedes Medikament Nebenwirkungen zeigt, so sind auch Analgetika nicht frei davon. Die häufigsten Nebenwirkungen von Opiaten sind Obstipation, Übelkeit, Erbrechen, Schwitzen, Miktionsstörungen oder Harnverhalt, Verwirrtheitssyndrome und Schläfrigkeit (siehe Tabelle 6.4). Einige der erwähnten Nebenwirkungen treten fast nur zu Beginn auf, wie z.B. Schläfrigkeit und Müdigkeit, vor allem, wenn Patienten opiatnaiv sind, dies bedeutet, noch an keine Opiate gewöhnt waren. Meist verschwinden die zwei letztgenannten Symptome zehn bis 14 Tage nach Therapiebeginn wieder.

Obstipation: Die Obstipation ist eine Nebenwirkung, die auch während der gesamten Therapie anhält und bestehen bleibt, da keine Toleranzentwicklung entsteht. So müssen während der gesamten Therapie Laxantien mitverordnet werden (siehe Tabelle 6.5).

Übelkeit/Erbrechen: Übelkeit kann bei Therapiebeginn, wie aber auch bei weiterer Erhöhung der Dosis immer wieder auftreten. Aus der Erfahrung in der Praxis lässt eine opiatinduzierte Übelkeit nach ca. zehn bis 14 Tagen nach. Wenn dies nicht der Fall sein sollte, kann auf Medikamente zurückgegriffen werden, die dieses Symptom lindern können (siehe Tabelle 6.6).

Miktionsstörungen/Harnverhalt: Diese Nebenwirkungen werden durch Konstriktion und Tonuserhöhung der glatten Muskulatur von Blasenhals und Blasenmuskulatur ausgelöst. Falls keine Kontraindikation besteht, wie z.B. Ulcus oder Herzinsuffizienz, kann ein Therapieversuch mit dem Alpha-Adrenorezeptor-Antagonist Tamsulosin (z.B. Alna 0,4 mg) morgens nach dem Frühstück unternommen werden.

Schläfrigkeit/Verwirrtheitssyndrom/Sedierung: Eine gewöhnliche Schläfrigkeit oder auch leichte Verwirrtheit bei Therapiebeginn ist sehr häufig. Eine Sedierung tritt in einigen Fällen jedoch auch langanhaltend auf. In manchen Fällen ist diese Nebenwirkung vom Patienten auch gewünscht. Wenn dies nicht sein sollte, muss abgeklärt werden, ob dies eine Folge von Überdosierung ist oder ob auf alternative Therapiemöglichkeiten ausgewichen werden muss bzw. auf ein anderes Opiat rotiert werden kann.

Entzugssymptomatik: Eine körperliche Entzugssymptomatik auf Opiate kann in der Regel nur durch plötzliches Absetzen von über längeren Zeitraum eingenommenen Opiaten entstehen. Dies kann sich in Hypertonie, Schwitzen und Unruhe zeigen.

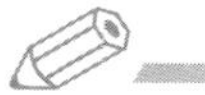

Zu beachten ist, dass die Nebenwirkungen von Opiaten bereits prophylaktisch behandelt werden sollten, also nicht erst, wenn diese eintreten, sondern schon mit dem Beginn der Einnahme von Opiaten!

Tab. 6.4: Nebenwirkungen der Opiate und Nichtopiate

Nichtopiate	Opiate
Organveränderungen wie z.B. Magenulcera	keine Organveränderungen
Blutungsneigung ist erhöht	Übelkeit bei Therapiebeginn kann therapiert werden
Risiko der Schlaganfälle und Herzinfarkte steigt	Müdigkeit bei Therapiebeginn
Leberschäden	Obstipation kann therapiert werden
Nierenschäden	Verwirrtheit

Tab. 6.5: Laxantien-Übersicht

Wirkstoff	Handelsname	Dosierung	Wirkprinzip
Paraffin	Obstinol mild	1 Esslöffel abends	Gleitmittel
Glycerin		1 Supp. morgens	Gleitmittel
Lactulose	Bifiteral	3 x 1 Esslöffel	wirkt osmotisch, fermentativ; NW: häufig Blähungen
Na-Picosulfalt	Laxoberal	10–20 gtt abends	stimulierend
Bisacodyl	Dulcolax	2 Dragees oder Supp. abends	stimulierend
Polyethylenglykol	Movicol	3 Beutel täglich	osmotisch

Tab. 6.6: Antiemetika-Übersicht

Wirkstoff	Handelsname	Dosierung	Applikationswege	Anmerkungen
Metoclopramid	Paspertin	10–20 mg	oral, s.c., supp.	Beschleunigung der Magen-entleerung
Haloperidol	Haldol	3–5 gtt	oral, s.c.	wirkt zentral antiemetisch 1 gtt = 0,1 mg
Levomepromazin	Neurocil	1–3 gtt	oral, s.c.	einmalige Gabe abends reicht häufig aus 1 gtt = 1 mg
Dimenhydrinat	Vomex	50–100 mg	oral, supp., s.c.	gut in Kombination mit anderen Antiemetika, wirkt sedierend

6.7 Die Gruppe der Co-Analgetika

Bei bestimmten Schmerzarten ist es sinnvoll, zu den Analgetika auch die sogenannten Co-Analgetika zu verordnen (siehe Tabelle 6.7). Dies kann zu einer verbesserten Schmerzreduktion führen. Vor allem geriatrische Patienten haben neben der demenziellen Erkrankung auch eine Vielfalt an weiteren Schmerzdiagnosen, für die eine Co-Analgetika-Einnahme spricht. Hinzu kommt, dass die gleichzeitige Verordnung von Co-Analgetika zu weniger Nebenwirkungen führen kann als die Gabe eines einzelnen, höher dosierten Opiates.

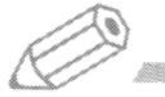

Co-Analgetika sind Substanzen, die selbst keine Analgetika sind, aber in Kombination mit Analgetika deren Wirkung verstärken und ergänzen können. Vor allem im Falle von opiatresistenten Schmerzen, also Schmerzen, die trotz Opiateinnahme nicht gelindert werden, sind sie notwendiger Bestandteil in der Therapie.

Opiatresistente Schmerzen sind sehr häufig bei geriatrischen Patienten aufgrund von z. B. neuropathischen Schmerzbildern, wie die Trigeminusneuralgie, die Polyneuropathie oder die pAVK (periphere arterielle Verschlusserkrankung). Im Folgenden sind die wichtigsten Co-Analgetika zusammengefasst.

Trizyklische Antidepressiva: Sie sind die Mittel der ersten Wahl bei neuropathischen Schmerzen. Beschrieben werden diese häufig als Brennen, als ein Taubheitsgefühl oder auch „Stechen wie ein Nadelkissen“. Bei Menschen mit Demenz, vor allem im fortgeschrittenen Stadium, ist eine Schmerzlokalisation oder eine Schmerzbeschreibung in der Regel nicht mehr möglich. Es gibt jedoch eine Vielzahl an Krankheitsbildern, die einen neuropathischen Schmerz beinhalten, wie z. B. Herpes Zoster, Polyneuropathie, Trigeminusneuralgie, pAVK, Späthschäden des Diabetes mellitus oder Stenosen im Spinalkanal. Auch durch Weichteilmetastasierung können neuropathische Schmerzen auftreten. Hier liegt vor allem bei dem behandelnden Hausarzt eine große Sorgfalt, dies in der Therapie mitzubedenken!

Das Wirkprinzip besteht in der Wiederaufnahmehemmung von Noradrenalin und Serotonin in das Neuron aus dem synaptischen Spalt. Die schmerzstillende Wirkung ist unabhängig von der depressionslösenden Wirkung! Im Co-Analytischen Therapiebereich liegt die Tagesdosis mit 25 bis 100 mg deutlich unter den in der psychiatrischen Therapie verwendenden Dosierungen.

Die Wirkstoffe sind Amitryptilin (z. B. Saroten) und Doxepin (z. B. Aponal). Beide Präparate wirken dämpfend, daher sollten diese *abends* angesetzt werden und nur langsam gesteigert werden. Amitryptilin ist auch in Tropfenform erhältlich (1 gtt = 2 mg). Der dämpfende Nebeneffekt kann auch zur Unterstützung des Schlafes genutzt werden. Im Gegensatz zu diesen beiden hemmenden Präparaten gibt es die antriebssteigernden Wirkstoffe Clomipramin (z. B. Anafranil) und Imipramin (z. B. Tofranil). Sie sollten *mor-*

gens eingenommen werden. Zu beachten ist, dass bei diesen Präparaten die Effektivität erst nach einigen Tagen eintritt und nicht wie bei Analgetika sofort!

Antikonvulsiva: Diese Präparate sind Mittel der ersten Wahl bei einschießenden neuropathischen Schmerzen. Beim Einsatz dieser Medikamente spielt die Krankenbeobachtung bei Menschen mit Demenz eine besonders große Rolle. Vor allem bei Mobilisation oder beim Transfer, auch bei bestimmten Bewegungen, kann es zu einer plötzlichen Verhaltensauffälligkeit kommen. Liegt z. B. eine spinale Verengung im Rückenmark vor, verursacht durch Frakturen aufgrund von Osteoporose, kann es zu starken Schmerzsituationen kommen, die aber als solche nicht mehr verbalisiert werden können!

Der Wirkmechanismus der meisten Antikonvulsiva besteht in der Verminderung neuronaler Übererregbarkeit, vor allem durch Blockaden von Natrium-Kanälen, und Steigerung der Wirkung von Gamma-Amino-Buttersäure, einem hemmenden Transmitter im ZNS.

Die Wirkstoffe sind Gabapentin (z. B. Neurontin, Gabax), Carbamazepin (Tegretal) und Pregabalin (Lyrica). Gabapentin (z. B. Neurontin, Gabax) ist in Kapselform erhältlich, in den Stärken 100/300/400 mg. Als Nebenwirkungen sind Müdigkeit, Schwindel und ein erhöhter Blutzuckerspiegel bekannt. In der Regel wird Gabapentin besser vertragen und zeigt weniger Nebenwirkungen als Carbamazepin (z. B. Tegretal). Carbamazepin (Tegretal) ist als Retardpräparat in 200-/400-/600-mg-Tabletten erhältlich, aber auch als Suspension und Saft. Als Nebenwirkungen sind Müdigkeit, Schwindel, aber auch eine Leuko-/Thrombopenie zu verzeichnen. Eine regelmäßige Blutbild- und Leberwertekontrolle ist hier indiziert. Pregabalin (Lyrica) ist der Nachfolgewirkstoff von Gabapentin. Es reduziert die Erregbarkeit der Nervenzellen im zentralen Nervensystem und hat schmerzlindernde, antiepileptische und angstlösende Eigenschaften. Pregabalin wird gegen Nervenschmerzen, Epilepsie und generalisierte Angststörungen eingesetzt. In den USA ist es zusätzlich in der Indikation Fibromyalgie zugelassen. Zu den häufigsten unerwünschten Wirkungen gehören Benommenheit und Schläfrigkeit.

Kortikosteroide: Ein sehr häufiges Co-Analgetikum ist das Kortikoidsteroid. Vor allem bei neurogenen Schmerzen, ossären Metastasen, bei Leberkapselschmerzen oder durch Raumforderungen im zerebralen Bereich hat sich dies ergänzend sehr bewährt. In der

Palliativmedizin wird hier meist auf das Dexamethason (z. B. Fortecortin) zurückgegriffen, da es keine natriumretirierende Eigenschaft hat. Auch in der begleitenden Schmerztherapie bei Menschen mit Demenz kann dies zur Schmerzlinderung beitragen.

Bei der Dosierung entspricht 1 mg Dexamethason 7,5 mg Prednisolon. Die Einnahme sollte morgens erfolgen, da durch den euphorisierenden Effekt die Patienten schlechter schlafen könnten. Eine Dauertherapie sollte immer gut abgewogen werden. Bekannte Nebenwirkungen sind: verzögerte Wundheilung, Muskelschwäche, Ulcus ventrikuli, Diabetes mellitus. An den medikamentösen Magenschutz (vor allem in der Kombination mit NSAR-Präparaten) sollte unbedingt gedacht werden, da geriatrische Patienten häufig Mehrfachmedikationen einnehmen! Bei Langzeittherapie sollte mindestens einmal wöchentlich eine Mundschleimhautinspektion erfolgen, da sich in manchen Fällen ein Soor bilden kann.

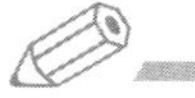

Bei allen aufgezeigten Co-Analgetika soll auf die Gabe eines Analgetikums des WHO-Stufenplans **nicht** verzichtet werden! Die Co-Analgetika sind als ergänzende Therapie gedacht.

Tab. 6.7: Übersicht der häufigsten Co-Analgetika

Wirkstoff	Handelsname	Medikamentengruppe	Darreichungsform	Maximaldosis
Gabapentin	Neurontin Gabax	Antikonvulsiva	Kapseln mit 100/300/ 400 mg	1200--2400 mg
Carbamazepin	Tegretal Timonil	Antikonvulsiva	Retardtabletten mit 200/400/ 600 mg	bis 1600 mg
Pregabalin	Lyrica	Nachfolgewirkstoff von Gabapentin, Antikonvulsiva	Kapseln mit 25/50/75/100/ 50/ 200/300 mg	600 mg
Amitriptylin	Saroten	Trizyklisches Antidepressiva	Tabletten, Tropfen, Ampullen	150--(300 mg)
Prednisolon	Solu-Decortin	Kortikoidsteroide	Tabletten, Ampullen	keine Angabe
Dexamethason	Fortecortin	Kortikoidsteroid	Tabletten, Ampullen	keine Angabe

6.8 Die Mythen in der Schmerztherapie von Menschen mit Demenz

1. „Demenzerkrankte Menschen sind schmerzunempfindlich."
   Realität/Tatsache: Menschen, die an einer Demenz erkrankt sind, können ihre Schmerzen nur nicht mehr verbal kommunizieren.
2. „Demenzerkrankte Menschen vertragen die Opiate nicht."
   Realität/Tatsache: Geriatrische Patienten vertragen Opiate in der Regel besser als Nichtopiate, da die Nebenwirkungen gut zu therapieren sind.
3. „Schmerzpflaster sind eine ideale Therapie für geriatrische Patienten."
   Realität/Tatsache: In der letzten Lebensphase eignen sich die Schmerzpflaster nur sehr selten.
4. „Opiate machen abhängig."
   Realität/Tatsache: Die regelmäßige Opiateinnahme bei starken Schmerzen führt zur Schmerzlinderung. In der Regel führt dies nicht zu einer Euphorisierung und somit nicht zu einer psychischen Abhängigkeit. Die Opiatabhängigkeit, im Sinne von Sucht, ist primär psychosozial definiert. Darunter versteht man ein Verhalten, das ausschließlich dem Ziel dient, an Opiate zu kommen, um sie wegen ihrer euphorisierenden Wirkung einzunehmen!
5. „Der Einsatz von Opiaten beschleunigt den Todeseintritt."
   Realität/Tatsache: Wenn mit Opiaten kompetent umgegangen wird, diese engmaschig kontrolliert werden und somit richtig dosiert, wird die Lebensdauer dadurch nicht verkürzt! Ganz im Gegenteil: Es wurde sogar nachgewiesen, dass sich **nicht** behandelte Schmerzen deutlich lebensverkürzend auswirken, eine Schmerzlinderung dagegen eher lebensverlängernd, da die Lebensqualität in der Regel wieder zunimmt.
6. „Opiate führen zur Atemdepression oder Atemstillstand."
   Tatsache/Realität: Die Atemdepression wird von vielen behandelnden Ärzten und Pflegepersonen sehr gefürchtet. Sie ist jedoch in der tumorbedingten bzw. palliativen Schmerztherapie eher selten. Dies hat zwei Ursachen: Zum einen antagonisiert der ständig nozizeptive Einstrom die atemdepressive Wirkung, zum anderen entwickelt sich bei regelmäßiger Einnahme sehr schnell eine Toleranz auf diesen Effekt. Bei Nichtpalliativpatienten ist daher immer gut auf die Anfangsdosis und die Erhöhung der Opiattherapie zu achten. Sie sollte nicht mehr als ¼ der Gesamt-

dosis pro Tag gesteigert werden, wie z. B. am 1. Tag 20 mg Morphin, am 2. Tag 25 mg Morphin usw.

7. „Opiate dürfen nicht zu früh eingesetzt werden."
Tatsache/Realität: Opiate sollen so früh wie nötig eingesetzt werden, wenn der Patient durch andere Medikamente nicht schmerzgelindert eingestellt werden kann. Wenn sich ein Schmerzsyndrom relativ stabil hält, dann kann auch die Opiatdosierung stabil bleiben. Daher ist auch die ermittelte Dosis, die ein Patient erhält, erst einmal konstant. Schmerz verändert sich, daher ist eine Erhöhung der Dosierung immer erst dann angesagt, wenn sich die Schmerzintensität verändert hat.

6.9 Zusammenfassung der Grundregeln einer medikamentösen Schmerztherapie bei Menschen mit Demenz

Eine gelungene medikamentöse Schmerztherapie erfordert ein gutes Zusammenarbeiten von Ärzten, Pflegepersonen und Angehörigen. Im Folgenden sind die Grundregeln aufgelistet, die von allen Beteiligten eingehalten werden sollten.

1. Die Einnahme von Schmerzmedikamenten erfolgt nach einem festen Zeitschema.
2. Die Steigerung der Analgetika erfolgt nach dem WHO-Stufenplan.
3. Die Verabreichungsform soll so lange wie möglich oral geschehen, außer bei Schluckbeschwerden oder Darmverschluss.
4. Die Aufklärung des Patienten und der Angehörigen über die Wirkung und die zu erwartenden Nebenwirkungen ist zu beachten.
5. Die Einnahmeintervalle sind gemäß der Wirkdauer der Medikamente festzulegen.
6. Zusätzlich ist immer eine Bedarfsmedikation für Schmerzspitzen zu verordnen! Diese sollte dem stärker wirksamen Analgetikum angepasst sein!
7. Die Nebenwirkungen müssen therapiert werden, ggf. prophylaktisch!
8. Die Effektivität der laufenden Schmerztherapie ist zu kontrollieren!

9. Die Verordnung von Opiaten darf nicht unbegründet hinausgezögert werden.
10. Opiate der Stufe 2 sollten nur in Ausnahmefällen und in Absprache mit erfahrenen Schmerztherapeuten mit Opiaten der Stufe 3 kombiniert werden.
11. Die Wahl des Analgetikums ist entsprechend der Schmerzursache und des Schmerztyps auszusuchen. Opiate alleine sind nicht immer für jeden Schmerztyp geeignet.
12. Vor allem bei Knochen- und Nervenschmerzen muss an ergänzende Co–Analgetika gedacht werden.
13. Bei Misserfolg oder nachlassendem Erfolg muss überprüft werden, ob die Schmerztherapie noch ausreichend ist.

7 Nicht medikamentöse Schmerztherapie

In der nicht medikamentösen Therapie sind basal stimulierende Elemente, Bäder, Einreibungen, Wickel und Kompressen sowohl bei körperlichen Schmerzen als auch bei psychosozialen Schmerzen zentraler Bestandteil einer ganzheitlichen Therapie. Auch bei diesen Anwendungen können verschiedene Komponenten wie ein auffangendes, stabilisierendes und linderndes Netz zusammenwirken. Die Berührung, die Präsenz, angenehme Gerüche und samtige Öle, wohltuende Kälte oder Wärme, schützende bzw. umhüllende Stoffe und das Erfahren von geschenkter Zeit können wesentliche Elemente des spürbaren heilkräftigen Netzes sein. So wie Schmerz nie nur auf einer Ebene erfahren wird, sondern auf mehreren, wirkt eine Therapieform auch nicht nur auf einer Ebene, sondern auf mehreren (→ Kapitel 2). Insbesondere erreicht angenehm erfahrene Berührung immer die ganze Person. Ihr kommt ein sehr hoher Stellenwert zu, der sich in Aussagen wie „Sie hat heilende Hände“ oder „Er braucht einen nur zu berühren …“ widerspiegelt. Dagegen wird in Bezug auf den Pflegealltag zu recht häufig von „mechanischem“ Berühren gesprochen: Der innere und der äußere Druck, unter dem Begleitende so häufig stehen, verführen sie zu einer Berührungsweise, die in ihrem Ablauf zu schnell, in ihrer Richtung diffus und in ihrem Druck wechselhaft bzw. nicht eindeutig ist. Daher hat die Berührung für die berührte Person mit Demenz keinen deutlichen Anfang sowie kein nachvollziehbares Ende. Sie irritiert dann, statt zu beruhigen. Die Berührung verliert vor allem dann sehr an Qualität, wenn sich Menschen mit Demenz gegen die durchgeführte Berührung und die pflegerischen Angebote, wie Körperpflege, Mobilisation usw., wehren, die Betreuenden aber dann meinen, schnell fertig werden zu müssen, damit es bald vorbei ist (für beide!). Doch gerade dann, wenn sich Menschen mit Demenz gegen die „Für-sorge“ ihrer Betreuer wehren, drücken sie auf die ihnen mögliche Weise aus, dass sie deren Handeln **nicht** als „Für“sorge erleben, sondern, als Handeln „gegen“ sie. In solchem Fall ist es nötig, ruhig innezuhalten, erneut Prioritäten bezüglich des pflegerischen Angebots zu setzen sowie die zugrunde liegenden Ursachen der Ablehnung herauszufinden (→ Kapitel 4).

Das gilt auch für schmerzlindernde Angebote. Dabei ist eine ruhige und behutsame Durchführung der Anwendung von zentraler

Bedeutung. Schon die Art und Weise, **wie** sie getan wird, kann der Person mit Demenz den ersten Schritt einer heilsamen Erfahrung ermöglichen. Dies bedarf einer sich ihr zuwendenden und respektvollen Haltung. Um diese Haltung einnehmen zu können, ist es nötig, dass Betreuende der Person mit Demenz ihren Schmerz wirklich glauben, (ja) ihr ihn wirklich **ab-nehmen**. Auch dann, wenn sie ihn nicht nachvollziehen können (→ Kapitel 1.3). Der Respekt vor dem empfundenen Leid der Person mit Demenz zeigt sich besonders in der achtsamen Durchführung von therapeutischen Maßnahmen. Diese Haltung wird in den folgenden Empfehlungen nicht mehr explizit erwähnt werden. Sie wird als selbstverständlich vorausgesetzt.

Es ist nicht der Anspruch des Buches, alle schmerzlindernden Möglichkeiten aufzuführen. Es gibt davon unendlich viele, die gleichermaßen wertvoll sind, wie z.B. – um einige davon erwähnt zu haben –: die Klangschalenmassage, das japanische Heilströmen, die Osteopathie, die Akupunktur, das Schröpfen, Massagen.

7.1 Elemente aus der Basalen Stimulation

Die Basale Stimulation ist kein medizinisches Konzept. Vielmehr stellt sie ein pädagogisches Konzept dar, das auf Wahrnehmung und Kommunikation beruht und immer wieder neuer Überlegungen und neuer Anpassung bedarf. Es versteht sich nicht als fertig und festgelegt. Im Wesentlichen ging es dem Begründer Andreas Fröhlich und später Christel Bienstein mit dem Konzept der Basalen Stimulation darum, der unterstützungsbedürftigen Person eine für sie hilfreiche Wahrnehmung über sich selbst und der Außenwelt zu ermöglichen. In diesem Buch sollen die Grundhaltung und einzelne Elemente aus der Basalen Stimulation, bezogen auf die nicht medikamentöse Schmerztherapie, erläutert werden

7.1.1 Die Grundhaltung oder das dialogische Prinzip

Die Grundhaltung in der Basalen Stimulation beruht auf folgenden Elementen:

- Im Mittelpunkt der Basalen Stimulation steht die Person (mit Demenz) mit ihrer Realität.

- Die Wahrung der persönlichen Grenzen der unterstützungs- und pflegebedürftigen Person wird zu einem Selbstverständnis.
- Kein Begegnungs- oder pflegerisches Angebot geschieht, wenn die pflegebedürftige Person dies abwehrt.
- Pflege wird nicht angetan, sondern in einer wertschätzenden Interaktion gemeinsam gestaltet, selbst wenn sie ausschließlich auf nonverbaler Ebene stattfindet.
- Die pflegebedürftige Person wird in alle Schritte und Abläufe miteinbezogen, indem auf ihre verbalen oder nonverbalen Zeichen geachtet wird und diese berücksichtigt werden.
- Nichts geschieht überfahrend oder korrigierend.
- Begegnung und Berührung werden aus einer persönlichen Präsenz und Achtsamkeit gestaltet.

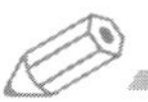

Im dialogischen Prinzip wird auf die Möglichkeit der Person (mit Demenz) geachtet, auf Berührung reagieren zu können. Die Berührung wiederum wird an die Möglichkeiten der Person angepasst und die von ihr gesendeten Signale werden (richtig) gedeutet.

Konkret bedeutet dies in der Praxis, dass jede Kontaktaufnahme und pflegerische Handlung mit einer achtsamen, präsenten und gewährenden Grundhaltung gestaltet wird, z. B. kann die Bettdecke auch langsam seitlich aufgerollt werden (auch für die Körperpflege), falls die Person mit Demenz sie nicht von sich aus loslässt. Vielleicht braucht sie die Bettdecke zu ihrem Schutz. Keinesfalls wird ihr nach dem dialogischen Prinzip die Bettdecke aus der Hand „gerissen“. Diese gewährende Haltung gilt auch für das Festhalten von anderen Dingen, sofern keine akute Selbstgefährdung besteht.

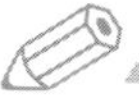

Die wertschätzende Grundhaltung der Betreuungsperson gegenüber der pflegebedürftigen Person und sich selbst gegenüber ist die Basis, aus der heraus sie Pflegebedürftigen begegnet und aus der heraus sie handelt.

Durch das Wahren der persönlichen Grenze wird einer Überforderung der Person mit Demenz vorgebeugt und damit auch meist der Überforderung der Betreuungsperson. Wichtig ist dabei die achtsame Beobachtung der meist nonverbalen Reaktionen des oft schutzlosen Menschen mit Demenz auf das Angebot hin. Nicht selten wird viel Energie dafür aufgewendet, die Grenzen der pflegebedürftigen Person zu überwinden. Dieser Kraftakt erzeugt Widerstand in der Person mit Demenz, erschwert die Situation und hinterlässt auch beim Betreuenden meist Gefühle der Hilflosigkeit, des Zweifels, der Ohnmacht und Hoffnungslosigkeit (→ Kapitel 8).

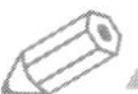

Das Anerkennen der eigenen Grenzen und der Grenzen der Person mit Demenz sowie das dementsprechende Anpassen der Begegnungs- und pflegerischen Angebote sind die beste Vorbeugung von Überlastung und Stress.

Nachdem die Person mit Demenz auch aufgrund von körperlichen Schmerzen mit Abwehr auf das Kontaktangebot oder die pflegerischen Maßnahmen reagieren kann, ist es umso wichtiger, die Grundhaltung der Basalen Stimulation zu praktizieren. Denn in solch einer Verfassung ist die Person mit Demenz noch mehr auf eine behutsame und respektvolle Berührungsweise angewiesen. Häufig ist die Situation in der Praxis so, dass die Pflege und Begleitung routiniert und oftmals mechanisch ausgeführt wird. Unter diesen Gegebenheiten ist keine Schmerztherapie im Sinne der Basalen Stimulation möglich.

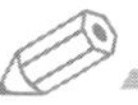

Mit dem angewandten dialogischen Prinzip sollen das „Zufügen" und das „Auslösen" von körperlichen, psychosozialen und spirituellen Schmerzen reduziert werden.

Mechanische Berührung und mechanisch ausgeführte Handlungsabläufe bei der Körperpflege, beim Transfer, bei Bewegungsabläufen usw. verursachen nicht selten Schmerzen bei der Person mit Demenz. Diese Auswirkungen werden von Betreuenden zu oft in Kauf genommen, vermeintlich, um dem pflegerischen Auftrag oder den persönlichen Vorstellungen von Notwendigkeit gerecht zu werden. Letztendlich steht es in der ethischen Verantwortung jedes einzelnen Betreuers, wie ernsthaft und zugewandt er sich einlässt auf die Befindlichkeit der Person mit Demenz (→ Kapitel 1.2). Es liegt in der Tat daran, wie Betreuende das Verhalten wie Schreien, Kratzen, Schimpfen, Erstarren usw. der Person mit Demenz deuten. Ob sie erkennen, was diese Person mit ihrem Verhalten *tatsächlich* ausdrückt. Aufgrund des großen Deutungsspielraums sind Schmerzen bei Menschen mit Demenz sehr schwer beweisbar (→ Kapitel 5.1).

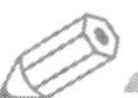

Betreuende können durch ihr Verhalten der Person mit Demenz Schmerzen zufügen und/oder ihre bestehenden Schmerzen verstärken. Und umgekehrt können sie durch ihr Verhalten bestehende Schmerzen lindern.

Um möglichst sicherzugehen, durch das eigene Handeln keine Schmerzen zuzufügen oder zu verstärken, ist es sinnvoll, die Prinzipien der Basalen Stimulation einzuhalten.

7.1.2 Anwendungsmöglichkeiten

Basales Ausstreichen

Bei allen sensorischen Wahrnehmungsangeboten spielen folgende Faktoren eine eine bedeutsame Rolle:

- der Druck bzw. die Intensität,
- die Fläche,
- der Rhythmus,
- das Medium,
- die Richtung,
- die Kontinuität und Geschwindigkeit,
- und vor allem eine „meinende Berührung“

Zu vermeiden ist/sind:

- punktuelle Berührung („Zangengriff“) anstatt flächiger Berührung,
- flüchtige Berührung (kein eindeutiger Druck, Berührung ohne deutlichen Anfang und ohne deutliches Ende),
- schnelle Durchführung der Anwendung,

- widersprüchliche Medien zur Zielsetzung der Anwendung (z. B. rauhes Material für entspannende Ausstreichung),
- diffuse, wechselnde Streichrichtungen,
- Anwendungen mit Latexhandschuhen durchzuführen,
- ungleichmäßige Ausführungen der Anwendung (rechten Arm und rechte Hand und linken Arm, aber ohne Hand ausstreichen),
- Kontaktunterbrechung während der Anwendung (Berührung wird immer wieder unterbrochen),
- inneres Gehetzt-Sein (der Betreuungsperson),
- mechanisches Berühren,
- das „Entreißen“ der Dinge aus der Hand, z. B. eine Serviette, das Nachthemd, die Bettdecke usw.

Durchführung basaler Ausstreichungen des Rückens:

- Die Kontaktaufnahme beginnt mit verbaler Ansprache und einer gleichzeitigen „Initialberührung“, d. h. einer eindeutigen Berührung mit der Hand, mittlerer Druck z. B. am Unterarm.
- Der Kontakt wird nun mittels Berührung gehalten, bis er wieder mit einer „Initialberührung“ eindeutig beendet wird.
- Die Hände werden mit ganz aufliegender Handfläche links und rechts der Halswirbelsäule oben auf den (schmerzenden) Rücken aufgelegt.
- Dies geschieht mit mittelstarkem oder sanftem (noch eindeutig spürbarem) Druck.
- Beide Hände streichen gleichzeitig von der Wirbelsäule weg zu den Schultern (wie ein Entfalten).
- Sie kreisen langsam um die Schultergelenke.
- Eine Hand greift um, setzt nach unten versetzt zu vorher wieder neben der Wirbelsäule auf.
- Die zweite Hand greift daneben und beide Hände streichen wieder gleichzeitig zu den Oberkörperseiten.
- Kurzes eindeutiges Innehalten an den Oberkörperseiten mit den Händen.
- Die Ausstreichung den Rücken entlang mehrfach wiederholen.
- Die Ausstreichung kann mit einem Muskel- und Gelenköl unterstützt werden (→ Kapitel 7.2.1).

Durchführung basaler Ausstreichungen des Rückens und der großen Gelenke mittels kreisender Bewegungen:

- Die Kontaktaufnahme beginnt mit verbaler Ansprache und einer gleichzeitigen „Initialberührung“, d.h. einer eindeutigen Berührung mit der Hand, mittlerer Druck z.B. am Unterarm.
- Der Kontakt wird nun mittels Berührung gehalten, bis er wieder mit einer „Initialberührung“ eindeutig beendet wird.
- Die Hände werden mit ganz aufliegender Handfläche auf das schmerzende Schulter-, Knie- oder Hüftgelenk gelegt.
- Beide Hände kreisen gleichzeitig mit sanftem (noch eindeutig spürbarem) Druck auf dem und um das schmerzende Gelenk.
- Oder die Hände werden versetzt übereinander oder mit ganz aufliegender Handfläche auf die Schulter gelegt und der Rücken wird von oben nach unten und von unten nach oben abgekreist.
- Die Bewegung wird langsam und deutlich ausgeführt.
- Die Anwendung kann mit einem Gelenk-, Muskelöl oder entsprechenden Salben unterstützt werden (→ Kapitel 7.2.1).
- Die Dauer der Durchführung ist von der verbalen oder nonverbalen Rückmeldung der Person mit Demenz und den Ressourcen der Betreuungsperson abhängig.

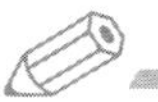

Die beschriebenen Anwendungen können für die Person mit Demenz bei einer bestehenden Osteoporose große Linderung durch die eintretende Muskelentspannung und die Zuwendung bringen. Desgleichen ist bei einer Osteoporose mit diesen Anwendungen große Sorgfalt geboten. Sie können auch kontraindiziert sein. Auf das wahrnehmbare Verhalten ist unbedingt zu achten!

Durchführung basaler Ausstreichungen der Extremitäten:

- Die Kontaktaufnahme beginnt mit verbaler Ansprache und einer gleichzeitigen „Initialberührung“, d.h. einer eindeutigen Berührung mit der Hand, mittlerer Druck z.B. am Unterarm.
- Der Kontakt wird nun mittels Berührung gehalten, bis er wieder mit einer „Initialberührung“ eindeutig beendet wird.
- Körperbereich, z.B. den Arm, möglichst mit beiden Händen umformend in einer Parallelbewegung ausstreichen.
- Dies geschieht mit mittelstarkem Druck.
- Dieser wird mit ganz aufliegender Handfläche *beider Hände* ausgeübt (eindeutige Berührung).
- Die Finger sind dabei geschlossen („Zangengriff“ wegen punktueller Berührung vermeiden).

- Dabei wird in Haarwuchsrichtung, z. B. von der Schulter Richtung Fingerspitzen, in einem langsamen Rhythmus gestrichen.
- Die Finger oder Zehen werden zusätzlich einzeln ausgestrichen.
- Oder es wird von der Hüfte Richtung Zehenspitzen gestrichen.
- Als Medium können zusätzlich weiche trockene Waschlappen oder weiche Socken an beiden Händen verwendet werden (sehr gut geeignet für kachektische Personen).
- Basale Ausstreichungen der Finger, der Hände evtl. der Arme in einem angenehm warmen Wasserbad am Waschbecken oder mittels Waschschüssel.
- Die Person mit Demenz, wenn möglich, zum selbständigen Ausstreichen der Finger usw. anleiten.
- Bei einer Kontrakturen(gefahr) nur in den Fingergelenken ist es wichtig, auch an der Schulter zu beginnen.
- Kalte Extremitäten der pflegebedürftigen Person sollten vorher angewärmt werden (→ Kapitel 7.2.2).

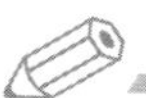

Beim basalen Ausstreichen wird der Körperbereich auch zur Kontrakturenprophylaxe und -behandlung nur umformend ausgestrichen. Es werden keine korrigierenden Handlungen ausgeführt.

Bei bereits vorhandenen Kontrakturen oder einer bestehenden Kontrakturgefahr wird *nicht versucht,* geschlossene Hände, angewinkelte Arme und Beine bei Widerstand *zu öffnen*! Ebenso wird nicht versucht, gestreckte Arme und Beine zu beugen. Schon der Versuch, z. B. eine Faust zu öffnen, ist ein korrigierender Eingriff und verstärkt das Zusammenhalten der Faust.

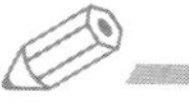

Korrigierende Handlungen erzeugen Widerstand, Angst und körperliche Schmerzen.

Die Erfahrung zeigt, dass Menschen (mit Demenz) ihre Finger von sich aus lockern oder auch öffnen, ihre Arme und Beine von sich aus lockern oder auch ausstrecken können, soweit es ihnen möglich ist, wenn diese Körperbereiche behutsam ausgestrichen werden.

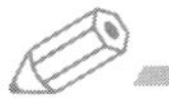

Menschen mit Demenz haben so die Möglichkeit, Berührung als angenehm zu erfahren, ein Gefühl der Sicherheit zu erleben und Vertrauen aufzubauen. Diese Erfahrungen sind die beste Kontrakturenprophylaxe!

Bei Menschen mit Demenz kommt es aufgrund folgender Aspekte zu schmerzhaften Kontrakturen:

1. Schonhaltung der Schultern, der Arme, der Hände, der Beine aufgrund von *Schmerzen* (→ Kapitel 5.2, Tab. 5.2), z.B. durch Arthrose, Osteoporose, Z.n. Frakturen, Erkrankungen des rheumatischen Formenkreises, Polyneuropathie (→ Kapitel 2.1),
2. körperliche und psychosoziale Schutzhaltung aufgrund des Verlustes, die eigenen Bedürfnisse äußern und sich dafür einsetzen zu können („Embryohaltung"),
3. Verlust der Orientierung, der Sinneswahrnehmung durch fehlende Orientierungs- und Wahrnehmungsangebote bei überwiegender Bettlägerigkeit und aufgrund der zerebralen Veränderung („Wahrnehmungslöcher"),
4. Verlust der Bewegungsimpulse und zunehmend der Bewegungsfähigkeit aufgrund der zerebralen Veränderung.

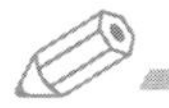

Es ist davon auszugehen, dass die Embryohaltung bei Menschen mit Demenz auch als Schonhaltung bei nicht oder nicht ausreichend therapierten körperlichen Schmerzen zu verstehen ist.

Eine schmerzhafte Schulterarthrose wird in der Regel mit einer Schonhaltung kompensiert, die dann Beugekontrakturen in den Armen zur Folge haben kann. Wenn deren primäre Ursache nicht erkannt und gelindert wird, kann die Kontrakturenprophylaxe an den Schultern und Armen nicht ausreichend greifen (→ Kapitel 5.2, Tab. 5.2). Bestehende Kontrakturen sind eine der häufigsten (zusätzlichen) Schmerzursachen für Menschen mit Demenz. Vor allem dann, wenn ohne (ausreichende) Schmerzmedikation passive Bewegungsübungen trotz des Widerstands der Person mit Demenz durchgeführt werden.

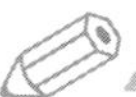

Um diesen Teufelskreis von zunehmender Versteifung der Gelenke, von Schmerzen, Angst und Widerstand zu durchbrechen, ist die Kombination aus sanfter Vorgehensweise mittels basaler Ausstreichungen und medikamentöser Schmerztherapie zu empfehlen.

Folgendes wird als Kontrakturenprophylaxe und -behandlung (als Teil nicht medikamentöser Schmerztherapie!) empfohlen:

- basale Ausstreichungen der Extremitäten vor jeder Lageveränderung,
- basale Ausstreichungen der Extremitäten bei jedem Vollbad,
- basale Ausstreichungen der Extremitäten vor jeder Teil- oder Ganzkörperwäsche im Bett,
- wenn sich die Extremitäten durch das Ausstreichen gelockert haben, behutsames aktives/passives (Durch)bewegen der Gelenke,
- keinesfalls über den Widerstand hinaus bewegen,
- wenn die Person mit Demenz noch keine Gelenkversteifungen und schmerzhafte Verkürzungen der Muskeln, Sehnen und Bänder hat, sind meist oben genannte Schritte ausreichend,
- wenn die Gelenke jedoch bereits z.T. versteift, Muskeln, Sehnen und Bänder verkürzt sind, ist zusätzlich eine medikamentöse Schmerztherapie nötig.

Nachdem kontrakturenfördernde Körperhaltungen auch psychosoziale Schutzhaltungen sein können, sind oben genannte Empfehlungen die Voraussetzung, um feststellen zu können, inwieweit es sich um tatsächlich bestehende Kontrakturen handelt.

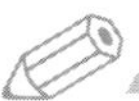

Menschen mit einer fortgeschrittenen Demenz brauchen einen behutsamen, wertschätzenden Umgang und biographieorientierte Wahrnehmungsangebote. So könnte es ihnen möglich werden, sich immer wieder aus der „Embryohaltung“ als Ausdruck des „Sich-Schützens“ und aus einer verlorenen Orientierung zu sich selbst und der Umwelt heraus zu entwickeln.

Zur Verdeutlichung wird im folgenden Beispiel der pflegerische Maßnahmenplan mit basalen Elementen für Herrn Schmitt, der seit einem Jahr bettlägerig ist und sich im Endstadium einer Demenz befindet, angeführt. Er schreit laut bei allen pflegerischen Maßnahmen und liegt völlig starr mit starken Beugekontrakturen an beiden Armen und Beinen im Bett.

Maßnahmenplan für Herrn Schmitt:

1. Medikamentöse Schmerztherapie 4 x 30 Tropfen Metamizol (ist in dieser Lebenssituation ergänzend oder als „Voraussetzung" nötig).
2. Zwei männliche pflegerische Bezugspersonen, die sich abwechseln bei der Körperpflege (wenn einer nicht im Dienst ist).
3. Keine zweite Pflegeperson als „Verstärkung" dazunehmen, damit Vertrauen, Nähe und menschliche Wärme entstehen können.
4. Kontaktaufnahme mit verbaler Ansprache und einer Berührung z. B. am Oberarm.
5. Verbale Ankündigung der folgenden Handlung in einfachen Worten. Dies gilt für alle weiteren Schritte. Dabei wird stets auf die Reaktion des Mannes geachtet und diese wird gemäß dem „dialogischen Prinzip" berücksichtigt. Keine überfahrenden Worte oder Berührungen, alle Bewegungen werden langsam ausgeführt, damit verstanden und nachvollzogen werden kann, was geschieht.
6. Ein Nein wird respektiert, damit Vertrauen, Nähe und menschliche Wärme entstehen können.
7. Herrn Schmitt in eine stabile Sitzposition im Bett bringen, damit er das Körperpflegeangebot besser nachvollziehen kann und sich ausschließlich auf die Körperpflege konzentrieren kann.
8. Langsames mehrmaliges Ausstreichen beider Arme von der Schulter in Richtung Hände mit beiden Händen, mittlerer Druck, nur der Form der Arme nachgehen, keine Positionsveränderung vornehmen, damit Berührung als positiv erfahren werden kann und sich der Muskeltonus lockern kann.
9. Erstkontakt mit sehr warmem Waschwasser mit den Händen, noch vor dem Auskleiden des Oberkörpers, damit gespürt, verstanden und nachvollzogen werden kann, was geschieht.
10. Langsames Abrollen der Bettdecke, damit das Abgedecktwerden gespürt und nachvollzogen werden kann.
11. Basal beruhigende Ganzkörperwaschung, ruhige Atmosphäre, damit sich Herr Schmitt besser entspannen kann und sich dadurch auch die Muskulatur lockern kann.
12. Alle Lageveränderungen im Bett werden langsam und behutsam durchgeführt, Herr Schmitt wird dabei zur Pflegeperson gedreht, damit er Sicherheit und Halt erfahren kann.

13. Mobilisierung in die Seitenlage mittels Bettlaken, vorher, wenn nicht durch Waschung geschehen, die Seite ausstreichen, auf die Herr Schmitt gedreht wird.
14. Bei Mobilisierung in die Rückenlage die eigene Hand und den Unterarm zur Orientierung und Sicherheit beim Zurückdrehen an den Rücken deutlich spürbar anlegen.

Bei dem aufgeführten Maßnahmenplan muss vorerst mit einem erhöhten Zeitaufwand bei der Durchführung gerechnet werden. Aber: Der Aufwand wird sich lohnen! Bei Menschen mit Demenz mit einem Verhalten wie bei Herrn Schmitt arbeiten meist zwei Pflegepersonen gleichzeitig „zur Unterstützung". Das kostet mehr Zeit und wesentlich mehr Energie (→ Kapitel 8.2). Durch basale Anwendungen aber kommen Menschen mit Demenz zunehmend besser in die Lage, aktiv Pflege mitzugestalten, sich zu orientieren, Vertrauen aufzubauen und in Beziehung zu treten. Eine zweite Pflegeperson ist dann nicht mehr notwendig!

Je mehr pflegerische Angebote entgegen der Zustimmung der Person mit Demenz durchgeführt werden, desto größer wird ihr innerer Rückzug sein. Damit ist der Weg in die Embryohaltung vorprogrammiert. Im Ansatz dieses Buches wird die Embryohaltung einer Person mit Demenz vor allem als Ausdruck von psychosozialem und spirituellem Schmerz, meist in Kombination mit körperlichem Schmerz, verstanden.

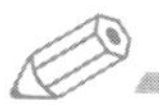

Basale Stimulation kann der Person mit Demenz ermöglichen, sich in der Begegnung mit der betreuenden Person als bedeutungsvoll zu erfahren.

Für die Kontrakturenprophylaxe durch Physiotherapeuten ist es wichtig, dass diese im Umgang mit Menschen mit Demenz geschult und ihnen oben genannte Empfehlungen bekannt sind. Erfahrungsgemäß können auch Physiotherapeuten unter dem Druck stehen, bei der Person mit Demenz Bewegungen durchführen „zu müssen", die dieser aber starke Schmerzen bereiten und wogegen sie sich schlimmstenfalls nicht wehren kann! Nicht selten lehnen Menschen mit Demenz, wenn sie noch dazu in der Lage sind, Physiotherapie ab. Die Ursachen einer Ablehnung sind zu hinterfragen. Eine offene Kommunikation zwischen den Betreuenden kann hier sehr hilfreich sein, kann den (Leistungs)druck herausnehmen und der Person mit Demenz (und dem Physiotherapeuten) eine neue Erfahrung mit einem wertvollen Angebot ermöglichen.

Beruhigende Ganzkörperwaschung

Die beruhigende Ganzkörperwaschung ist eine ausgezeichnete Unterstützung für bettlägerige Menschen mit Demenz mit Muskel- und Gelenkschmerzen. Sie sind nicht selten in einer Schonhaltung, körperlich verkrampft und haben Angst. Dieses Angebot kann für sie hilfreich sein, um sich vermehrt zu entspannen und ihren Verspannungsschmerz zu lindern. Vorzubereiten ist Folgendes:

- *vor der Kontaktaufnahme* das ca. 37° bis 40 °C warme Waschwasser,
- zwei weiche Waschlappen oder Kindersocken,
- ein weiches Handtuch,
- ggf. angewärmte Körperlotion (damit nach der Kontaktaufnahme der körperliche Kontakt durch Berührung gehalten werden kann),
- gerollte Decken für eine vorgesehene anschließende Lagerung.

So wird die Waschung durchgeführt:

- Die Kontaktaufnahme beginnt mit verbaler Ansprache und einer gleichzeitigen „Initialberührung“, d.h. einer eindeutigen Berührung mit der Hand, mittlerer Druck z.B. am Unterarm.
- Der Kontakt wird nun über den Zeitraum der pflegerischen Anwendungen mittels Berührung gehalten, bis er wieder mit einer „Initialberührung“ eindeutig beendet wird.
- Angemessen ist auch bei der Waschung ein mittelstarker Druck, der mit ganz aufliegender Handfläche *beider Hände* ausgeübt wird.
- Die Berührung wird den Körperbereich, z.B. den Arm, möglichst mit beiden Händen umformend in Parallelbewegung ausgeführt.
- Die Finger sind dabei geschlossen.
- Dabei wird in Haarwuchsrichtung, z.B. von der Schulter Richtung Fingerspitzen, in einem langsamen Rhythmus gestrichen. Am Rücken streichen beide Hände von der Wirbelsäule weg zu den Schultern und zu den Oberkörperseiten.
- Beim Waschen und beim Trocknen, evtl. auch Cremen, immer in Haarwuchsrichtung streichen.

- Damit das Gefühl von Schutz und Geborgenheit intensiviert wird, ist im Anschluss an die Waschung eine Ruhephase einzuhalten und eine den Körper umformende Begrenzung mit gerollten Decken sinnvoll.
- Eine zum A geformte Rolle umformt den Oberkörper und stützt die Arme und die U-L-Rolle kann als Abschluss nach unten die Beine begrenzen (Buchholz/Schürenberg 2003).

Es wären noch viele andere Anwendungen aus der Basalen Stimulation aufzuführen, die eine Schmerz- und Angstlinderung unterstützen. Einige davon sollen wenigstens erwähnt werden:

- entfaltende Ganzkörperwaschung/Massage,
- Drehen in die Seitenlage mit dem Laken bei vorausgehendem Ausstreichen der Körperseite, auf die die Person gelagert werden soll,
- Lemniskatenwaschung bei Menschen mit Demenz und Hemiplegie,
- diametrale Waschung (nach C. Bienstein).

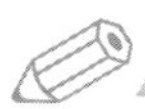

Es lohnt sich für die Betreuungspersonen gleichermaßen, wenn sie den Menschen mit Demenz zunehmend basale Anwendungen zukommen lassen. Setzen sie kontinuierlich die Prinzipien der Basalen Stimulation um, wird sich der Umgang mit der pflegebedürftigen Person, die Linderung ihrer Beschwerden unmittelbar entlastend und bestenfalls bereichernd auf sie auswirken.

7.2 Weitere schmerzlindernde Angebote

7.2.1 Bäder, Einreibungen, Wickel und Kompressen

Die Angebote von Wohlfühlbädern für Menschen mit Demenz, ebenso entspannende Einreibungen und Wohlfühlmassagen mit ätherischen Ölen nehmen in der Praxis stetig zu. Erfahrungsgemäß zeigen die erkrankten Personen meist unmittelbar eine positive Resonanz auf die Anwendung (→ Kapitel 8). In einer ganzheitlich ausgerichteten Schmerztherapie sind diese Anwendungen nicht mehr wegzudenken. Im Pflegebereich sollen ätherische Öle nur in Absprache mit dem Arzt, der Pflegedienstleitung und der Person mit Demenz, ggf. mit ihrem Betreuer, eingesetzt werden.

In der Aromapflege wird bei der Anwendung von ätherischen Ölen durchaus zwischen Erwachsenen, Kindern und gebrechlichen Personen unterschieden. Wir beziehen uns mit den folgenden Angaben nur auf gebrechliche Personen. Für entspannende Massagen und Einreibungen wird statt 3%ig nur 1,5%ig (= drei Tropfen ätherisches Öl auf 10 ml fettes Öl) gemischt. Diese Konzentration kann normalerweise ohne Bedenken über einen langen Zeitraum angewendet werden. Bei einem Vollbad werden für Erwachsene bei den meisten Ölen zehn bis 15 Tropfen, aufgelöst in einem Eierbecher oder Schnapsglas mit Honig oder Sahne, genommen. Wird Rose oder Jasmin verwendet, genügen ein bis zwei Tropfen. Bei Vollbädern ist wie bei den Massagen die Hälfte des ätherischen Öles, also fünf bis acht Tropfen auf ein Gläschen zu empfehlen. Dies gilt auch für Teilbäder der Arme und Füße mit ätherischen Ölen.

Akute Schmerzen, nervöse Störungen und Depressionen werden dreimal täglich durch breitgestreute Maßnahmen (z.B. Massagen, Bäder, Einreibungen, Kompressen, Raumbeduftung) begleitet. Wie in der Phytotherapie üblich, sollte ein Öl jedoch nicht länger als drei Wochen verwendet werden. Es gibt viele Möglichkeiten, auf ein ähnlich wirksames ätherisches Öl umzusteigen (Zimmermann 1998, 70f.).

Wie die folgenden Anwendungen zeigen, wird bei den Mischungen zwischen fünf und 15 Tropfen ätherischen Öls auf 50 ml fettes Öl variiert. Am besten ist es, die Öle einen Tag vor der ersten Anwendung zu mischen, damit sie sich ganz entfalten und mit dem fetten Öl verbinden können.

Gelenk- und Muskeleinreibung

Indikationen: Muskelverspannungen, Muskelverspannungsschmerz, Gelenkschmerzen bei degenerativen Veränderungen
Herstellung und Vorbereitung: in 100 ml Johanniskrautöl
10 Tr. Cajeput
10 Tr. Speiklavendel
Tropfen einfüllen und die geschlossene Flasche zwischen den Handflächen rollen

Durchführung: Je nach Bedarf der Person mit Demenz können die Füße, die Knie, die Hüften, die Hände oder der Rücken-, Schulter- und Nackenbereich mit kreisenden Bewegungen und leichtem Druck eingerieben werden. Dabei ist darauf zu achten, dass beide Hände warm und beim Massieren möglichst ganz aufgelegt sind und dass die Berührungskriterien der Basalen Stimulation angewendet werden (→ Kapitel 7.1).
Anwendungsdauer: acht bis 15 Minuten, zweimal täglich
Kontraindikation: Unverträglichkeit von genannten Ölen

Entspannende Teil-Körpermassage

Indikationen: Angst und Beklemmungsgefühle
Herstellung und Vorbereitung: in 50 ml Basisöl (z. B. Mandelöl) oder neutrale Körperlotion
2 Tr. Basilikum
3 Tr. Ingwer
1 Tr. Orange
oder
in 50 ml Basisöl oder neutrale Körperlotion
2 Tr. Lavendel
2 Tr. Koriander
2 Tr. Bergamotte
Tropfen einfüllen und die geschlossene Flasche zwischen den Handflächen rollen
(unveröffentlichte Seminarunterlagen, PRIMAVERA LIFE Einführungsseminar „Ätherische Öle")

Durchführung: Je nach Belieben der Person mit Demenz kann das Körperöl an den Füßen, an den Händen oder in den Rücken- und Schulterbereich, aber auch im Bauchbereich mit kreisenden Bewegungen und leichtem Druck einmassiert werden. Dabei ist darauf zu achten, dass beide Hände warm und beim Massieren möglichst ganz aufgelegt sind. Bei der Bauchmassage in Richtung Darmverlauf streichen. Ein behutsames Berühren der Finger und Zehen ist sehr wichtig, da die kleinen Gelenke aufgrund von Gicht, Arthrose usw. schmerzen können. Es sind die Berührungskriterien der Basalen Stimulation zu berücksichtigen (→ Kapitel 7.1).
Anwendungsdauer: zehn bis 20 Minuten. Die Anwendung kann z. B. einmal täglich ritualisiert werden und so den Ängsten schon vor-

beugen oder unmittelbar bei auftretenden Ängsten mehrmals täglich angeboten werden.
Kontraindikation: Unverträglichkeit von genannten Ölen

Raumbeduftung

Indikationen: Ängste
Herstellung und Vorbereitung:
2 Tr. Zeder
2 Tr. Manuka
5 Tr. Mandarine
2 Tr. Sandelholz
oder
2 Tr. Grapefruit
1 Tr. Ylang-Ylang
4 Tr. Bergamotte
3 Tr. Lavendel fein
in eine Duftlampe mit Wasser oder in einen elektrischen Aromastreamer geben. Es können auch feuchte Tücher mit diesen Mischungen getränkt und im Zimmer aufgehängt werden.
(unveröffentlichte Seminarunterlagen, Anusati Thumm: Aufbau-Training „Aromapflege“, DRK-Schwesternschaft in Lübeck, Ursula Paesler)

Lavendelöl-Kompresse

Allgemein: Der echte Lavendel ist ein kostbarer Duft und Tröster in der Not. Er hat nervenberuhigende und entspannende Effekte und ist der Star in der Pflege von Menschen mit Demenz. Wissenschaftlich ist eine antidepressive Wirkung des Lavendelöls belegt.
Indikationen: Einschlafstörungen, Unruhe, Angst, Magen- und Darmbeschwerden, Schmerzen, Muskelschmerzen, Neuralgien, Verbrennungen, Pilzinfektionen, Insektenstiche, Husten und Bronchitis
Herstellung und Vorbereitung: 10 Tropfen vom 100-prozentigen ätherischen Lavendelöl werden mit 50 ml fettem Öl, z.B. Sesam- oder Mandelöl, gemischt.

Durchführung: 1 bis 2 Esslöffel Lavendelöl auf ein dreilagig vorbereitetes Baumwolltuch, Taschentuch oder Mullkompressen in der

Größe 10 x 20 cm gleichmäßig verteilen. Das Tuch zusammenklappen, in Pergamentpapier einschlagen und zwischen zwei Wärmflaschen erwärmen. Die Ölkompresse wird körperwarm mit der durchtränkten Seite auf die entsprechende Auflagefläche gelegt und mit Rohwolle oder Polsterwatte abgedeckt. Mit einem Außenwickel wird die Person umhüllt.
Anwendungsdauer: einmal täglich für eine bis zwölf Stunden (auch über Nacht möglich)
Kontraindikation: Duftabneigung
(Brinker 2009, 12)

Quarkkompresse

Indikationen: Die kühle Quarkauflage findet Verwendung bei Venenentzündungen nach intravenösen Infusionen, akuten Gelenkentzündungen, Prellungen, entzündeten Krampfadern, Gelenkschwellungen nach Operationen, Gichtanfall, Schmerzen, Lymphstauungen, Sonnenbrand, Insektenstichen, Ekzem. Die körperwarme Quarkauflage wird verwendet bei Husten, Bronchitis und Lungenentzündung.
Herstellung und Vorbereitung: Es wird benötigt: Quark, die Menge ist abhängig von der Größe der Auflagefläche – 250 g Magerquark ergeben eine 30 x 30 cm große Kompresse –, ein Spatel, eine doppelte Lage Baumwollstoff, Mullkompressen, Mullgaze, ein Außentuch oder eine elastische Binde, ein Bett- oder Nässeschutz, ferner ein Topf mit kochendem Wasser und umgedrehtem Deckel oder eine Wärmflasche zum Anwärmen einer körperwarmen Quarkkompresse.

Durchführung kühle Quarkkompresse: Der naturbelassene Quark wird einige Stunden vorher aus dem Kühlschrank genommen. Den zimmerwarmen Quark dann mit einem Spatel ca. 0,5 bis 1 cm dick auf ein Innentuch aus Baumwolle verteilen. Für kleine Auflagen benutzen Sie ein Taschentuch oder Mullkompressen. Das Ganze wird zu einem Päckchen gefaltet und kann so auf die betroffene Stelle gelegt werden. Bei der kühlen Quarkkompresse wird die Auflage nur leicht abgedeckt oder mit einer elastischen Binde fixiert. Nach dem Entfernen die Haut waschen und abtrocknen.
Anwendungsdauer: Bei akuten Entzündungen wird die Auflage mehrmals täglich angewendet, Auflagezeit 20 Minuten pro Anwendung

Durchführung körperwarme Quarkkompresse: Bei Anwendungen am Rumpf wird die Auflage meistens körperwarm aufgelegt. Päckchen auf einen Topf mit kochendem Wasser und umgedrehtem Glasdeckel legen und kurz erwärmen oder mithilfe einer Wärmflasche erwärmen. Vorsicht! Ab 40 °C gerinnt das Quarkeiweiß und die Molke tritt aus.
Kontraindikation: Milchsäureallergie
(Brinker 2009, 18)

Wärme- und Kälteangebote

Allgemein: Wärme- und Kälteangebote sind z. B.:
- erwärmte Kirschkern- oder Dinkelkissen,
- Wärmflasche nur mit Schutzhülle,
- Rotlicht nur nach Anleitung,
- elektrische Muskelwärmerauflagen,
- wärmende Unterwäsche aus Angora,
- trockene und feuchte Kompressen,
- wärmende oder kühlende Teilbäder für Füße und Hände,
- warme oder kalte Wickel (siehe auch Quarkkompresse),
- Eis in Tuch oder Waschlappen eingewickelt,
- gekühlten Gelbeutel.

Es gibt eine Vielfalt an Kompressen und Auflagen.
Indikationen: Bei Muskel- und Gelenkschmerzen, Bauchschmerzen aufgrund von Anspannung oder Verdauungsproblemen, Kopfschmerzen, Nervenschmerzen, „unruhigen Beinen" und Ängsten kann ein entsprechendes Wärme- oder Kälteangebot sehr lindernd wirken.
Vorüberlegungen zur Anwendung: Generell ist mit dem Arzt Rücksprache zu halten (Vorsicht bei arteriellen und venösen Durchblutungsstörungen). Auch Sensibilitätsstörungen müssen im Anwendungsbereich (z. B. den Füßen) ausgeschlossen werden können. Es ist unbedingt darauf zu achten, dass das Angebot nicht zu heiß und nicht zu kalt ist! Ausreichender Schutz für die Haut durch Stoffhüllen muss gewährleistet sein. Prüfen Sie die Temperatur vor der Anwendung z. B. mit einem Wasserthermometer oder an der eigenen Unterarminnenseite. Beachten Sie die Gebrauchsanweisung des Produktes. Kälte- und Wärmeangebote können nur bei richtiger Anwendung nützlich sein!

Durchführung: Eine engmaschige Hautkontrolle ist während der Anwendung immer wieder durchzuführen. Bei Äußerungen von Unwohlsein und Auffälligkeiten, wie z. B. intensiven Hautrötungen, ist das Wärme- oder Kälteangebot sofort zu entfernen. Besonders bei der ersten Anwendung ist oftmals noch nicht klar, ob der Person mit Demenz Wärme oder Kälte guttut. Wenn sie bereits in ihrer Wahrnehmungsfähigkeit von kalt und warm und/oder in ihrer Kommunikationsfähigkeit eingeschränkt ist, hat größte Vorsicht zu walten. Rückmeldungen sind unbedingt ernst zu nehmen (→ Kapitel 4, Kapitel 5.1)!
Anwendungsdauer:je nach Wohlbefinden und nach Angabe (bei elektrischen Geräten z. B. Rotlicht, elektrische Wärmeauflage), je nach Wohlbefinden und solange die ursprüngliche Temperatur gehalten werden kann (bei Wickeln und Auflagen, Bädern, angewärmten Kissen usw.)
Kontraindikation: Durchblutungs- und Sensibilitätsstörungen

7.2.2 Tellington Touch

1983 wurde der Tellington Touch „geboren", als Linda Tellington wie aus heiterem Himmel zu einer Freundin sagte: „Bewege die Haut im Kreis." Damals ging es um die Haut einer nervösen Pferdestute, heute ist Tellington Touch (TTouch) eine bewährte Behandlungsmethode für Menschen. Von da ab wurde die Entwicklung und Anwendung der „magischen" Kreise zum Hauptinteresse ihres Lebens.

Ein TTouch ist eine Vernetzung unterschiedlicher Handbewegungen (kreisend, hebend, streichend), Druck und bewusstes Atmen miteinbeziehend.

„TTouch-Kreise können auf der Ebene der Zellen die Angst lösen." (Tellington-Jones/Taylor 2003, 33) Neurobiologen bewiesen die Beziehung zwischen Emotionen und Zellen. Die Zelle besitzt eine angeborene „Intelligenz" (Pert 2001). TTouch weckt die z. B. durch Traumata stillgelegte „Intelligenz" der Zellen wieder auf und damit ihr Potential für Gesundheit und Wohlbefinden (Wise1997). (Die Zellen „erinnern" sich an vergangene Gefühle und körperliche Traumata, worauf sie anhand eines komplexen Netzes chemischer Signale antworten.) TTouch stärkt und vergrößert die Abwehrkräfte und das Immunsystem. Er verschafft somit Erleichterung bei Krankheiten und Schmerzen. Seine Wirkung beruht u. a. auf den vier verschiedenen Wellenmustern, die vom Gehirn ausgehen. Es sind dies die:

- Alpha-Wellen > Zustand entspannter Bewusstheit,
- Beta-Wellen > Zustand beim logischen Denken,
- Theta-Wellen > dösender Wachzustand und „Aha"-Momente,
- Delta-Wellen > beim tiefen Schlafen, starkes Intuitionsvermögen.

Sog. Heiler und fortgeschritten Meditierende können alle vier Wellen gleichzeitig zeigen. Anna Wise (1997) konnte durch ihre Forschung mit der „Mind Mirror"-Maschine (Cade 1991) aufzeigen, dass durch die regelmäßige Anwendung von TTouches der Gebende und der Nehmende alle vier Wellenmuster auf beiden Gehirnhälften aussendet und dies zu einem erhöhten Wohlbefinden bei den Personen führt.

Zum Verlauf dieses Wellenmusters bei Menschen mit Demenz konnten wir zwar keine Informationen finden, aber in diesem Zusammenhang geht es uns bei Menschen mit Demenz um Wohlbefinden durch Berührung und um ihre Schmerzlinderung. Und dazu gibt es in der Praxis eindeutig positive Erfahrungen mit TTouch (→ Kapitel 8). Wir raten aber davon ab, bei Menschen, die dem Tod nahe sind, TTouches anzuwenden.

Beginnen Sie mit den TTouches je nach Möglichkeit: am Handrücken, am Oberarm oder an der Schulter. Die Skala der Druckstärke von TTouch geht von eins bis zehn. Um alle Druckstärken kennenzulernen, ist es sinnvoll, mit Druckstärke 1 zu beginnen. Druckstärke 1 kann erlernt werden, indem die Haut direkt unter dem eigenen Auge oberhalb des Wangenknochens zart bewegt wird. Bei Druckstärke 3 wird die Haut mit so viel Druck bewegt, dass dabei der Wangenknochen spürbar ist, die Berührung aber noch angenehm ist. Druckstärke 6 ist ein fester Druck auf den Wangenknochen, also doppelt so stark wie bei Druckstärke 3. Die Druckstärke 4 liegt also dazwischen. In den hier aufgeführten TTouches wird nur Druckstärke 1 bis 4 empfohlen. Generell soll bei der Druckstärke das individuelle Bedürfnis der getouchten Person beachtet werden!

Beachten Sie bei der Drehrichtung der TTouches, dass sich Kreise im Uhrzeigersinn sich stärkend und ausgleichend auf das Körpersystem auswirken. Kreise gegen den Uhrzeigersinn lösen Spannungen (bei Schmerzen sehr sinnvoll). Kreise im Uhrzeigersinn werden von den Behandelten bevorzugt. Auf der Haut wird zwischen den Kreisen in einer Linie – die Kreise verbindend – dahingeglitten. Dabei ist am Rücken, bei den Armen und bei den Beinen in parallelen Linien von oben nach unten zu touchen. Ebenso in parallelen Linien an den Händen vom Handgelenk Richtung Fingerspitzen. Die Schultern werden von außen Richtung Kopf über den Nacken bis zum Scheitel (wenn angenehm)in parallelen Linien getoucht. Die Fußsohle hingegen wird von der Mitte in parallelen Linien nach vorne Richtung Zehenspitzen und/oder nach hinten in Richtung Ferse getoucht. Der Fußrücken wiederum vom Fußgelenk Richtung Zehenspitzen.

Sehr gute Erfahrungen aus der Praxis gibt es bei schmerzhaften Knie-, Hüft- und Schultergelenken mit dem Umkreisen des Gelenkes mit kreisenden Touches.

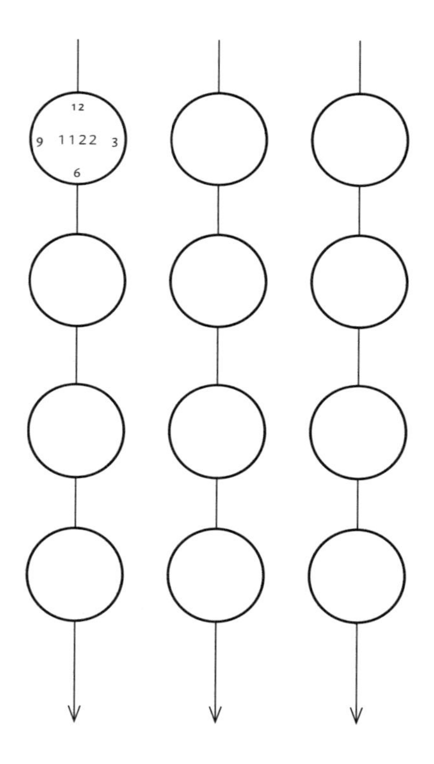

Abb. 7.1: In einer Linie die Kreise verbindend dahingleiten

Wichtig ist das bewusste und gleichmäßige Atmen beim Ausführen der Kreise. Einsekündige Kreise können stimmig sein oder auch zwei Kreise in einer Sekunde. Je langsamer die Kreise ausgeführt werden, desto tiefer kann ein TTouch gehen.

Ein entspanntes Sitzen oder Stehen beim TTouchen ist wichtig für den Anwender. Die Person, die getouchet wird, kann liegen, sitzen oder stehen. Beim Liegen ist eine entspannte Lagerung mit Kissen sinnvoll. Die Dauer ist unterschiedlich: von wenigen Minuten bis 30 Minuten und länger. Für den Anfang wählen Sie aus den folgenden TTouches:

- Wolken Leopard TTouch Druckstärke 1 bis 4
- Python TTouch Druckstärke 1 bis 4

Anschließende TTouches:

- Regenwurm TTouch
- Muschel TTouch
- Lama TTouch

Kreisend: Wolken Leopard TTouch

Indikationen: z. B. bei asthmatischen Beschwerden, Schmerzen, Schwellungen

Durchführung:
- Die Hand liegt nur mit den Fingerspitzen auf, das Handgelenk ist gehoben.
- Kreisbewegung mit den Fingerspitzen,
- bei den Fingerspitzen das Zifferblatt visualisieren.
- Der Daumen dreht nicht, sondern liegt stabil auf wie ein Anker.
- 1 ¼ Kreis bei 6.00 Uhr beginnen, bei 9.00 Uhr enden
- Druckstärke 1 bis 4
  (Tellington-Jones/Taylor 2003, 172)

Kreisend: Muschel TTouch

Indikationen: z. B. zur Entspannung

Durchführung:
- Sich die Hand als Muschel vorstellen.
- Die ganze Handfläche liegt sanft auf.
- 1 ¼ Kreis bei 6.00 Uhr beginnen, bei 9.00 Uhr enden,

- Zentrum der Bewegung ist die Mitte des Handtellers.
- In der Mitte des Handtellers das Zifferblatt visualisieren,
- 2- bis 3-sekündig,
- Druckstärke 1 bis 4.
  (Tellington-Jones/Taylor 2003, 170)

Kreisend: Lama TTouch

Indikationen: z. B. bei Nervosität und Ängstlichkeit

Durchführung:
- Die Hand ist leicht gebogen.
- Berührung mit der Fingerrückseite,
- Zentrum der Bewegung liegt auf dem Fingerrücken.
- Mit dem Fingerrücken das Zifferblatt visualisieren,
- 1 ¼ Kreis bei 6.00 Uhr beginnen, bei 9.00 Uhr enden,
- Druckstärke 1 bis 4,
- Finger **nicht gleiten** lassen, sondern neu aufsetzen.
  (Tellington-Jones/Taylor 2003, 184)

Hebende und streichende TTouches: Python TTouch

Indikationen: z. B. bei Verspannung, Krämpfen, Muskelverspannungen

Durchführung:
- Beide Hände umschließen den Arm oder das Bein.
- Die Haut wird sanft nach oben geschoben, gehalten und langsam wieder zurückgeschoben, ohne dabei Druck und Kontakt zu ändern.
- Druckstärke 1 bis 4.
- Das Zurückgleitenlassen der Haut dauert doppelt so lange wie das nach oben Schieben (Entspannungseffekt).
- Wenn der Rücken getoucht wird, liegt eine Hand ruhig auf der Vorderseite der Schulter.
- Wenn der Brustbereich getoucht wird, liegt eine Hand ruhig auf dem Rücken.
- Heben und Verweilen von zwei bis vier Sekunden, zurückgleiten doppelt so lange (vier Sekunden > entspannend, zwei Sekunden > anregend).

Hebende und streichende TTouches: Regenwurm TTouch

Indikationen: z. B. bei Muskelverspannungen im Nacken und Schultern

Durchführung:
- Hände liegen auf den Schultern.
- Sie schieben die Haut sanft zusammen Richtung Nacken, pausieren kurz, bewegen sich mit gleich gehaltenem Kontakt zur Ausgangsposition zurück.
- Hände gleiten zur nächsten Ausgangsposition.
- Auf Etappen von den Schultern über die Arme bis zum Ellenbogen,
- an den Armen die Haut nach oben schieben;
- Druckstärke 1 bis 4.
  (Tellington-Jones/Taylor 2003, 189)

TTouch ist insbesondere für Menschen mit einer beginnenden Demenz geeignet. Bei Personen mit einer fortgeschrittenen Demenz ist wie bei allen anderen Anwendungen ebenso auf die meist nur nonverbale Rückmeldung der Person mit Demenz zu achten.

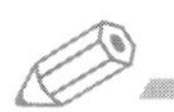

Wichtig ist, dass die Betreuenden nicht an einer „strengen“ technischen Durchführung beim TTouchen festhalten. Das subjektive Bedürfnis der Person mit Demenz bzw. ihre Reaktion auf das Angebot hin hat stets Vorrang und soll bei der Anwendung berücksichtigt werden.

TTouches können von Pflegepersonen im Pflegealltag selten angeboten werden. Sie können vielmehr von Alltagsbegleitern, ehrenamtlich Betreuenden oder auch von Angehörigen erlernt und angeboten werden.

Wenn Menschen (mit Demenz) an Schmerzen leiden, ist immer auch die Angst vor dem Schmerz mit zu „beachten“. Sie ist unbedingt ernst zu nehmen, denn sie beeinflusst das Schmerzerleben nachweislich. Das bedeutet nicht, dass bei empfundener Angst die Schmerzen nur „eingebildet“ sind! Im Gegenteil: Angst verstärkt den empfundenen Schmerz (→ Kapitel 1.3). Deshalb werden auch Anwendungen, welche sich primär auf die Angst (psychosozialer Schmerz) beziehen, aufgeführt. Sie sind als ganzheitliche Kombination zu den körperlich schmerzlindernden Maßnahmen zu verstehen. Alle Angebote können tagsüber und nachts angeboten werden. Entscheidend ist das aktuelle Befinden der Person mit Demenz. Im Ablauf von Anwendungen, bei denen die Person teilweise entkleidet ist, sollte stets auf ausreichend Wärme geachtet werden. Gebrechliche Menschen frieren leicht und verspannen sich dann.

7.3 Das validierende Gespräch oder die validierende Begegnung

Validieren bedeutet: Für gültig erklären. Im Umgang mit Menschen mit Demenz heißt dies, ihre innere Realität anzuerkennen und zu würdigen, ihre Gefühle und Erlebnisse zu achten. Das validierende Gespräch ist sowohl in der Schmerzerkennung als auch in der Schmerzbehandlung nicht mehr wegzudenken. In beiden Situationen ist der **echte Kontakt** zur Person mit Demenz Voraussetzung für ein erfolgreiches Schmerzmanagement. Wenn dieser echte Kontakt nicht gelingt, tappen die Betreuenden im Dunkeln. Es ist unmöglich, Schmerzen auf einer der drei Ebenen wahrzunehmen und die Menschen darin zu begleiten, wenn wir keine Beziehung zu diesen Menschen aufbauen können. Umso fortgeschrittener die demenzielle Erkrankung ist, umso mehr verlagert sich das validierende Gespräch vom „Miteinander-Reden“ in ein „Einander-Wahrnehmen“ und ein „Miteinander-Sein“. Deshalb wird in diesem Buch auch von der **validierenden Begegnung** gesprochen. Die validierende Begegnung kann an bestimmten Kriterien festgemacht werden:

- Der Betreuende ist innerlich in einer wertschätzenden Grundhaltung. Diese ist entscheidend, ob ein echter Kontakt gelingt (→ Kapitel 1.3).
- Es findet ein echter Kontakt zwischen der Person mit Demenz und dem Betreuenden statt.
- Dieser Kontakt kann auf der nonverbalen oder auf der verbalen Ebene sein.

Dabei werden verbale und nonverbale Kommunikationstechniken eingesetzt. Verbale Kommunikationstechniken können sein:

- sinngemäßes oder wörtliches Wiederholen,
- Gefühle verbalisieren,
- unbestimmte Fürwörter einsetzen (es, die, sie, andere usw.),
- Extreme einsetzen („Wann ist es am schlimmsten?“, „Wo ist es am stärksten?“ usw.),
- erinnern („Was haben Sie früher gemacht, wenn Sie Angst hatten?“).

Nonverbale Kommunikationstechniken können sein:

- ehrlichen, intensiven Blickkontakt halten,
- klar und mit sanfter Stimme sprechen,
- achtsame Berührung einsetzen,
- körpersprachliches Spiegeln der Gestik und Mimik der Person mit Demenz.

Beim körpersprachlichen Spiegeln der Gestik und Mimik werden der Augenausdruck, die Gesichtszüge, die Mundstellung, die Hände und die Atmung beobachtet und nachgeahmt. „... und zwar ohne zu beurteilen, befangen oder herablassend zu sein. Es ist kein Spiel; Menschen in dieser Phase sind keine Kinder. Ihre Aufgabe ist es, die Ursache für dieses Verhalten zu begreifen, um Ihr Verhalten mit den Bedürfnissen des Menschen nach Liebe, Identität oder Gefühlsäußerungen in Bezug zu setzen.“ (Feil 2010, 97)

Wichtig ist dabei, dass es mit einer inneren Anteilnahme gemacht wird, so kann durch das Spiegeln ein Zugang zur Person mit Demenz entstehen, und das auf einer Ebene, welche die ihre ist. Dies kann das Vertrauen fördern. Zur Verdeutlichung werden im Folgenden zwei Begegnungen aus der Praxis angeführt. Das erste Beispiel zeigt eine validierende Begegnung, in der zunächst einmal über verbale Kommunikationstechniken der Kontakt entsteht.

Eine Begegnung mit Herrn Schwarz

Herr Schwarz liegt seit einem Jahr nur im Bett, obwohl er aufstehen könnte. Meistens mit dem Gesicht zur Wand, so wie in diesem Moment auch. Die Betreuenden bekommen keinen Zugang zu ihm, denn er redet nicht. All ihre Gemeinschafts- und Aktivitätsangebote lehnt Herr Schwarz ab. Sie fühlen sich aufgrund der Informationen

über sein Schicksal innerlich blockiert, wenn sie mit ihm in Kontakt treten. Deshalb sollte diese Kontaktaufnahme stattfinden. Ich wollte keine weiteren Informationen über Herrn Schwarz, um innerlich möglichst unvoreingenommen zu bleiben. Erst nach der Begegnung ließ ich mir sagen, dass Herr Schwarz körperliche, psychosoziale und spirituelle Gewalt erfahren hat.
Bei der Begrüßung mit seinem vollständigen Namen reiche ich ihm meine Hand. Er reicht mir seine Hand nicht.
Ich frage ihn, ob ich mich setzen darf. Er: „Ja."
Ich: „Wie geht es Ihnen?" Er: „Beschissen!" Seine rechte Hand zitterte heftig und schlug dabei auf sein Herz.
Ich: „Beschissen heißt, dass Sie sehr leiden?" Er: „Ja!" Dabei zitterte seine rechte Hand noch mehr. Seine Gesichtsfarbe rötete sich sehr und er biss sich dabei auf die Unterlippe. Ich hatte den Eindruck, er bemühte sich darum, nicht zu weinen.
Ich: „Das tut mir leid ..., das Leben ist gerade sehr schwer für Sie?" Er: „Ja!"
Ich: „Deshalb wollen Sie nur noch im Bett bleiben ..." Er: „Ja."
Ich: „Ist das der einzige Platz, wo Sie sich sicher fühlen?" Er: „Ja."
Ich: „Wollen Sie mit den anderen hier nichts zu tun haben?" Er: „Nein."
Nach langer Pause. Ich: „Ist es Ihnen lieber, wenn ich wieder gehe?" Er: „Ja."
Ich: „Darf ich Ihnen noch eine Frage stellen?" Er antwortete darauf nicht.
Ich: „Kommt darauf an, welche Frage, oder?" Er: „Ja."
Ich: „Haben Sie körperliche Schmerzen?" Er: „Nein."
Ich: „Haben Sie einen seelischen Schmerz?" Er: „Ja, ich habe einen seelischen Schmerz, einen seelischen Schmerz ...!"
Ich: „Sie haben einen seelischen Schmerz ... das tut mir leid Herr Schwarz! Der seelische Schmerz ist oft schlimmer als der körperliche, gell!" Er: „Ja!" Stille. Gemeinsames Schweigen.
Nachdem er weiter nichts sagte, äußerte ich: „Herr Schwarz ich möchte mich an Ihren Wunsch halten und gehe deshalb jetzt."
Ich stand vom Stuhl auf und reichte ihm zum Abschied nochmals die Hand (obwohl er bei der Begrüßung nicht darauf einging).
Er reichte mir sofort seine rechte Hand und hielt meine Hand so fest wie jemand, der sich an einen rettenden Strohhalm klammert!
Bis zu diesem Zeitpunkt sah er nur zur Wand, nun drehte er sich zu mir und schaute mir in die Augen.
Ich nahm seine Hand in beide Hände, hielt mit ihm weiterhin den Blickkontakt und sagte: „Herr Schwarz, so ein fester Händedruck von Ihnen ..., Sie sind ein aufrechter Mann!" Daraufhin lächelte er leicht.
Ich: „Ist es schwer für Sie, im Pflegeheim zu sein?" Er: „Ja!"
Ich: „Das ist ein ganz anderes Leben als vorher, gell." Er: „Ja."
Ich: „So eine Veränderung im Alter kann sehr schwer sein." Er: „Ja."
Ich: „Das braucht Zeit, um damit zurechtkommen zu können." Er: „Ja."

> Ich: „Ich wünsche Ihnen alles Gute und dass Ihr Leid weniger wird!"
> Er: „Ja."
> Bis zum Ende der Begegnung hielt er meine Hand ganz fest und schaute mir dabei in die Augen. Ich ließ seine Hand los, die ich immer noch mit beiden Händen hielt, und ging.

Herr Schwarz braucht dringend Beistand in seiner Lebenssituation. Neben seiner Demenz ist auch eine Depression diagnostiziert. In diesem Kapitel soll aber nur dieses Gespräch mit ihm das Thema sein. Die anwesenden Betreuenden waren von dieser Begegnung zutiefst berührt. So hätten sie Herrn Schwarz noch nie erlebt. Der demenzkranke und scheinbar unzugängliche alte Mann hat nicht nur seinen Schmerz gezeigt, sondern bestätigt, dass er um sich „weiß". Nun kann diese Begegnung zum einen als Gespräch zur Schmerzermittlung und zum anderen als Kontakt und Teil der Schmerztherapie auf psychosozialer und spiritueller Ebene verstanden werden. Herr Schwarz fühlt sich wohl nicht zugehörig zu der Gemeinschaft und von den Betreuenden (die ihn täglich zu Aktivitäten motivieren wollen/müssen) nicht verstanden. Er macht einen sehr traurigen Eindruck und wirkt (trotz Antidepressiva) hoffnungslos. Ohne jegliche Perspektive, so als hätte er innerlich schon lange mit dem Leben abgeschlossen. Wodurch konnte es Herrn Schwarz möglich sein, sich auf eine Begegnung einzulassen? Verschiedene Elemente wirken hier zusammen:

1. die wertschätzende Grundhaltung (Achtung und Respekt),
2. das Ansprechen mit ganzem Namen (würdigen, anerkennen),
3. die Frage, ob ich mich setzen darf (Respekt vor der persönlichen Intimsphäre),
4. die Frage nach seinem Befinden (persönliches Interesse, würdigen),
5. wörtliches Wiederholen und unbestimmte Fürwörter einsetzen, sinngemäßes Deuten (Kommunikationstechnik und Empathie),
6. ehrliches Bedauern und sinngemäßes Deuten (Mitgefühl und Empathie),
7. Gefühle verbalisieren (Kommunikationstechnik und Empathie),
8. die Frage, ob ich gehen soll (wahren der persönlichen Grenze),
9. gemeinsames Schweigen (die persönliche Wahrheit mit aus**„halten"**),
10. nochmaliges Handreichen (sich und dem anderen eine Chance zu einer neuen Erfahrung geben),

11. Berührung zulassen, halten und verstärken mit beiden Händen (nonverbale Kommunikationstechnik, menschliche Nähe, Herzlichkeit und Anerkennung),
12. Blickkontakt herstellen und aushalten (nonverbale Kommunikationstechnik, menschliche Nähe und Wärme),
13. Aussage „Sie sind ein aufrechter Mann“ (verbale Wertschätzung und Anerkennung),
14. gute Wünsche aussprechen (menschliche Zuwendung).

Diese wertschätzenden Begegnungen wurden Herrn Schwarz nun täglich angeboten und er öffnete sich in den Gesprächen zunehmend. Es gelang, eine „sichere“ und vertrauensvolle Beziehung zu ihm aufzubauen und ihn dadurch zu täglichen Angeboten (auch in der Gemeinschaft mit anderen) zu motivieren. Unter „motivieren“ wird in diesem Buch verstanden: Die persönlichen Motive der betroffenen Person aufzugreifen und diese als etwas „Inneres“ zu begreifen. Sozusagen eine Sehnsucht, die einen wo „hinzieht“. Nicht verstanden wird darunter: Die Person zu bedrängen mit „äußeren“ Angeboten, für die sie dann ihre letzte Energie benötigt, um sich erfolgreich dagegen zu schützen!

Das zweite Beispiel beschreibt eine validierende Begegnung, welche vorwiegend auf nonverbaler Ebene entsteht.

Eine Begegnung mit Frau K.

Es hieß, Frau K. schlägt nach einem, wenn man versucht, sie zu berühren. Sie saß allein an einem Tisch in einem Aufenthaltsraum. An den anderen Tischen saßen alte Menschen und Besucher. Durch das Rufen von Frau K. mussten alle lauter sprechen, um sich verständigen zu können. So war die Atmosphäre insgesamt unruhig.

Frau K. war in ihrer eigenen Welt. Sie sah auf den Tisch, auf den sie mit ausgestrecktem Arm, geöffneter Hand und vornüber gebeugtem Oberkörper klopfte. Diese Bewegung begleitete sie ständig mit dem Wort „Hamm, Hamm, Hamm …“

Ich setzte mich zu ihr und begrüßte sie mit ihrem vollständigen Namen.

Sie sah einen Augenblick zu mir und dann wieder auf den Tisch. Um den kurzen Kontakt wieder zu aktivieren, berührte ich sie vorsichtig an ihrem rechten Arm. Daraufhin bewegte sie ganz langsam diesen Arm von mir weg und legte dann diesen Arm ebenso langsam wieder zurück. Dies erschien mir wie eine reflexartige Bewegung. Man könnte interpretieren: Sie holt jetzt aus, um zu schlagen. Ich deutete diese Bewegung nicht als Aggression. Natürlich hätte sie sich gegen meine Berührung wehren können. Ich deutete dies nur

als eine Reaktion auf mein Angebot und so hielt ich die Berührung behutsam aufrecht.
Während ich also Frau K. mit der einen Hand berührte, spiegelte ich sie in ihrem gesamten Ausdruck: Ich nahm die gleiche Körperhaltung wie sie ein, gab die Bewegungen und gerufenen Worte wie sie wieder und sah sie dabei an (Kommunikationstechnik: „Körpersprachlich widerspiegeln“ nach Feil). Ich wiederholte vielleicht drei- bis viermal diese Bewegungen.
Dann plötzlich wurde es im Raum ganz still. Aller Aufmerksamkeit war bei uns. Natürlich war es für die anderen sehr ungewöhnlich, dass sich eine Begleiterin so verhält. Es war jedoch kein Entsetzen, sondern vielmehr ein Staunen.
Frau K. und ich saßen am Tisch, rufend und schlagend. Dadurch, dass ich Frau K. mit meiner anderen Hand an der Schulter berührte, war es optisch und energetisch wie ein in sich geschlossener Kreis. Dann passierte Folgendes: Frau K. hörte mit dem Klopfen und Rufen auf (ich dadurch ebenfalls), lehnte sich langsam zurück und sah mir in die Augen.
Ihre Augen strahlten mich wie von weit her voller Liebe an. Ich war so tief ergriffen von ihrem Blick und konnte ihn für mich weder einordnen noch fassen.
Mir wurde bewusst, dass wir uns gegenseitig anstrahlen, in einer Intensität, die über das rein Menschliche hinaus ging.
Es war eine unglaubliche Dichte spürbar.
Ich hatte weder ein Zeit- noch ein Raumgefühl: Es war eine gespürte Ewigkeit!
Dann beugte sich Frau K. mit dem Oberkörper nach vorne – mir entgegen – und berührte mich voller Zärtlichkeit im Gesicht.
Ich sagte wertschätzend und innerlich bewegt: „Sie sind eine ganz liebe Frau …“ und berührte ebenfalls sanft ihr Gesicht. An ihrem Gesichtsausdruck konnte ich sehen, dass sie meine Berührung im Gesicht wahrnahm.
Nach einer Weile ließ sie ihre Hand langsam sinken, schaute mich zwar noch an, aber ich bemerkte an ihrem Blick, wie sie aus der Begegnung herausfiel. Daraufhin nahm ich auch meine Hand langsam aus ihrem Gesicht zurück. Sie saß dabei ganz ruhig da, ihre Hände in den Schoß gelegt.
Für mich war sie wie weggetaucht in ihre innere Welt. So verabschiedete ich mich mit liebevollen Wünschen von ihr, nicht wissend, was sie davon noch erreichte. (Maier 2009, 88ff.)

Frau K. wurde in ihrer fortgeschrittenen Demenz von ihren Betreuenden so wahrgenommen, dass es nicht möglich ist, zu ihr einen validierenden Kontakt aufzubauen. Sie sei voller Abwehr und lässt niemand an sich heran, hieß es. Aber, in der beschriebenen Begegnung wurde die „Begegnungsfähigkeit“ der beiden Personen und eben auch die von Frau K. (mit Demenz) deutlich. Welche Botschaft Frau K. in ihrer Sprache mitteilt, bleibt weiterhin verschlüsselt. Ob sie einen Schmerz mitteilt und wenn ja, welchen Schmerz sie mitteilt, ist offengeblieben. Klar gezeigt hat sich, dass sie menschliche Nähe und Zuwendung braucht und auch **geben** kann. Insofern wäre es naheliegend, dass sie sich einsam und ausgeschlossen fühlt (psychosozialer Schmerz), wenn kein Kontakt zu ihr aufgebaut wird. All ihre Mitteilungen und ihr Bemühen um Kontakt („hamm-, hamm-rufen“ und klopfen), bleiben aus ihrer Sicht ohne positive Antwort, sind also sinnlos (spiritueller Schmerz). Es ist keinesfalls ausgeschlossen, dass sie so auch körperlichen Schmerz mitteilt. In Ergänzung mit der BESD-Schmerzskala und dem Einbeziehen der bestehenden medizinischen Diagnosen wurde der körperliche Schmerz weiter verfolgt und eine professionelle Schmerzbehandlung eingeleitet (→ Kapitel 5). Wodurch könnte es Frau K. möglich gewesen sein, in diesen Kontakt zu kommen und so eine klare und intensive Nähe mit aufzubauen? Auch in dieser Begegnung wirken verschiedene Elemente zusammen:

1. die wertschätzende Grundhaltung (Achtung und Respekt),
2. das Ansprechen mit ganzem Namen (würdigen, anerkennen),
3. achtsames Berühren vom Zeitpunkt der Begrüßung an (nonverbale Kommunikationstechnik, menschliche Nähe),
4. Antworten mit körpersprachlichem Spiegeln (nonverbale Kommunikationstechnik, Empathie und Offenheit für ihre Kommunikationsweise und die Bereitschaft, ihre Sprache zu sprechen),
5. Blickkontakt herstellen, aushalten und über den Blickkontakt Zuneigung ausdrücken (nonverbale Kommunikationstechnik, menschliche Nähe und liebevolle Zuwendung),
6. Berührung zulassen und mit der gleichen Berührung antworten (nonverbale Kommunikationstechnik, menschliche Nähe, Zuwendung und Anerkennung),
7. gemeinsames Schweigen (die persönliche Wahrheit mit aus„**halten**“),
8. klare, sanfte Aussage „Sie sind eine ganz liebe Frau“ (nonverbale Kommunikationstechnik, verbale Wertschätzung und Anerkennung),
9. gute Wünsche aussprechen (menschliche Zuwendung).

Die aufgeführten Begegnungen zeigen deutlich die Unterschiedlichkeit in ihren Inhalten und in ihren Möglichkeiten.

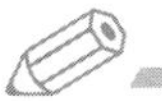

Erfahrungsgemäß ist häufig wesentlich mehr Begegnung mit Menschen mit Demenz möglich, als von den Betreuenden gemeinhin angenommen wird.

Diese Erkenntnis lässt sich auch mit der Bondingtheorie der modernen Bondingpsychotherapie (Stauss 2006) untermauern. Die Bondingtheorie bezieht sich auf folgende psychosoziale Bedürfnisse, welche eine neurobiologische Grundlage im Menschen haben. Sie sind *unverzichtbarer* Bestandteil des menschlichen Lebens:

- Bedürfnis nach Bindung,
- Bedürfnis nach Autonomie,
- Bedürfnis nach Anerkennung/Selbstwert,
- Bedürfnis nach Identität,
- Bedürfnis nach körperlichem Wohlbehagen,
- Bedürfnis nach Sinn/Spiritualität.

Sie sind unverzichtbarer Bestandteil auch für Menschen mit Demenz! Das heißt konkret, dass auch sie auf die bestmögliche Erfüllung dieser Bedürfnisse angewiesen sind, aber nur noch über reduzierte Ressourcen verfügen, dieser von sich aus nachgehen zu können.

In einem persönlichen Gespräch mit Herrn Stauss stellte sich klar heraus, dass Menschen mit Demenz deshalb oftmals orientierter, konzentrierter und klarer im Ausdruck sein können, weil oben genannte Bedürfnisse im Moment der wertschätzenden Begegnung erfüllt werden. Dadurch kann eine momentane *Konsistenz* im Gehirn entstehen und es kann *nur dann* auch wirklich gut funktionieren. Ansonsten besteht ein Spannungszustand in der Person und im Gehirn. Der Zustand der „Inkonsistenz“.

Die Konsistenz garantiert wiederum, dass auch die psychischen Abläufe optimaler funktionieren. Deshalb lässt sich auch auf dieser Grundlage nachvollziehen, weshalb die Befriedigung der biologischen und psychosozialen Grundbedürfnisse von Menschen mit Demenz sich unmittelbar auf ihr Wohlbefinden auswirkt.

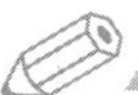

Jede Begegnung ist einmalig und birgt für beide Personen die Chance für wohltuende Erfahrungen. Deshalb ist es sehr wertvoll, offenzubleiben für weitere und unbekannte Kenntnisse und Einsichten über sich selbst und die Person mit Demenz. Der Kontakt kann sich völlig unerwartet neu gestalten.

Die validierende Begegnung ist für das Wohlbefinden von Menschen mit Demenz in der Schmerztherapie (und in der weiteren Schmerzerkennung) unverzichtbar. Sie kann sich auf einer verbalen und/oder nonverbalen Ebene ereignen und in der Person mit Demenz erleichternde und wohltuende Gefühle fördern. Oder zumindest der Person mit Demenz ermöglichen, ihre Emotionen auszudrücken, wie z.B. eine Frau mit Demenz sagte: „Die Welt tut so, als gäbe es mich schon lange nicht mehr!" Dadurch, dass sich die Person mit Demenz ernst genommen fühlt, können weitere Gefühle, wie sich verstanden fühlen, sich sicher fühlen und wertvoll zu sein, entstehen. Letztendlich geben wir durch unser Kontakt- und Beziehungsangebot den Menschen mit Demenz eine Bedeutung.

7.4 Spirituelle und religiöse Angebote

„Spiritualität ist der gelebte Bezug zu dem, was wichtiger ist als alles andere. Das, was am meisten bedeutet. Sie zeigt sich in intensiven Erfahrungen, aber auch in einer Grundhaltung zum Leben und zur Welt, die sich in Tugenden und Achtsamkeit konkretisiert." (Bayer 2009, 64)

Die spirituellen und religiösen Bedürfnisse von Menschen mit Demenz bilden den Bereich, der in der Praxis am wenigsten thematisiert wird. Viele der an Demenz erkrankten Personen haben religiöse Wurzeln und sind mit religiösen Ritualen vertraut. So haben sie jeweils ihre eigene Form von Spiritualität praktiziert. Im Zuge einer demenziellen Erkrankung sind sie immer weniger in der Lage, diese Rituale von sich aus zu praktizieren. So, wie es ihnen mit vielem anderen auch geht. Sie beten z.B. nicht mehr von sich aus, was sie früher wahrscheinlich getan haben. Hinzu kommt, dass Menschen mit Demenz nicht mehr in vorgegebene Abläufe passen und dadurch auch aus dem „religiösen Netz“ herausfallen. Der gewohnte Kirchgang wird zur Last, weil er zu lange dauert, zu viele „fremdgewordene“ Menschen in der Kirche sind, er zu beschwerlich ist usw. Sie „stören“ für andere die Heilige Messe (müssen auf die Toilette oder reden laut usw.) oder wollen dann von sich aus nicht mehr hingebracht werden. Meist aufgrund von Gefühlen der Überforderung und Scham.

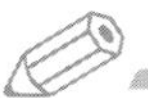

Mit dem Fortschreiten der Erkrankung wächst ein religiöses oder spirituelles Vakuum im Alltag der Person mit Demenz.

Die früheren Ressourcen, sich zu ankern und Zuflucht zu nehmen, lösen sich scheinbar ins „Nichts“ auf. Die Person wird auch darin abhängig, inwieweit ihr das Umfeld hilft, an diese Ressourcen anzuknüpfen. Bei körperlichen Defiziten (Bewegungseinschränkungen, Selbstversorgungsdefiziten beim Waschen, essen usw.) und zunehmend bei psychosozialen Defiziten (Verlust von Kontakten, Verlust von sinnvoller Beschäftigung usw.) wird es für Betreuende in der Praxis vermehrt selbstverständlich, Ressourcen zu erschließen und individuelle Angebote einzubringen. Jedoch bei spirituellen und religiösen Bedürfnissen von Menschen mit Demenz ist dies nicht so wahrzunehmen.

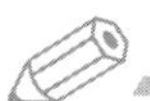

Erfahrungsgemäß können Betreuende die Not von unerfüllten spirituellen und religiösen Bedürfnissen nur dann wahrnehmen, wenn sie an sich selbst eine ähnliche Not bzw. diese Bedürfnisse kennen und dafür offen sind (→ Kapitel 1.).

Doch insbesondere die religiöse oder spirituelle Anbindung ist auch bei dieser Erkrankung unendlich wertvoll und wichtig. Sogar bei bettlägerigen, sehr schwachen Menschen mit Demenz wird beobachtet, dass sie die Lippen bei einem Gebet oder beim Singen eines religiösen Liedes (oder eines anderen Liedes, das sie anspricht) mitbewegen oder mitsprechen und singen. Es ist nötig, dass Betreuende ihrerseits Menschen mit Demenz diese Impulse zukommen lassen, auch dann, wenn sie keine konkreten biographischen Informationen bezüglich dieser Bedürfnisse haben sollten und sie vorher nicht sicher darin sind, wie die Person mit Demenz reagieren wird. Das kann man nur wissen, wenn man das Angebot gibt (Maier 2011).

Wie in vielen Beispielen des Buches aufgezeigt, empfinden Menschen (mit Demenz) mit körperlichen und/oder psychosozialen Schmerzen meist ebenso einen spirituellen Schmerz. Es kann aber auch – umgekehrt – ein primärer spiritueller oder religiöser Schmerz in der Person mit Demenz durch unerfüllte spirituelle und religiöse Bedürfnisse entstehen, welcher sich wiederum verstärkend auf körperliche und psychosoziale Beschwerden auswirken wird.

Dies ist in der „Behandlungsweise" ebenfalls zu berücksichtigen. Ein Analgetikum, das den körperlichen Schmerz bei einer bestehenden Polyarthrose lindert, kann gleichermaßen den spirituellen Schmerz der inzwischen entstandenen „Hoffnungslosigkeit auf Schmerzlinderung" lindern. Ein Gebet wird in diesem Fall für eine Person mit Demenz sicher nicht ausreichen, ebenso kein gemeinsames Betrachten des Kerzenlichtes, des Sonnenuntergangs usw.

Und umgekehrt kann das gemeinsame Besuchen einer Kapelle, ein vertrauensvolles Gespräch oder das gemeinsame Sitzen in einem schönen Garten das spirituelle und religiöse Bedürfnis der Person mit Demenz erfüllen. Sogar so sehr, dass nicht nur der spirituelle und religiöse Schmerz gelindert ist, sondern auch Ängste und körperliche Beschwerden schwächer werden.

Frau Kern sollte in die Psychiatrie zum medikamentösen „Einstellen", weil sie besonders am Spätnachmittag und nachts so laut schrie. Die Angehörigen, die mit ihr im Haus lebten, konnten das tägliche Schreien nicht mehr aushalten. Es war nicht erklärbar, weshalb sie sich so verhielt. Vor dem endgültigen Schritt der stationären Einweisung ließ die Familie eine professionelle Beraterin kommen. Die Beraterin riet dem Sohn zu einem Mittagsschlaf, zusammen mit seiner demenzkranken Mutter auf dem Sofa am Wochenende. Ebenso empfahl sie den Angehörigen, ihr nachmittags Texte und Gebete aus ihren alten Büchern langsam vorzulesen und dabei an ihrem Sessel- oder Bettrand zu sitzen. Wichtig war hierbei der Körperkontakt durch Handhalten oder Rückenberühren. Eine Tochter kam jeden zweiten Nachmittag und sang für sie Kirchenlieder. Die Mutter wurde ganz still bei diesen für alle „neuen" Begegnungen. Sie lauschte oder betete mit. Oft ging das Singen und Beten in ein anschließendes gemeinsames Schweigen über, bei dem die körperliche Berührung beibehalten wurde. Auch nachts wurden ihr neben allen anderen Angeboten (wie Toilettengänge usw.) Gebete vorgelesen. Die Psychiatrieeinweisung konnte dadurch abgewendet werden und ca. ein halbes Jahr lang konnte sich Frau Kern durch diese Angebote immer wieder stabilisieren, bis zu jenem

Zeitpunkt, an dem sie trotz dieser inzwischen ritualisierten Impulse wieder zu rufen anfing, zeitweise aggressive Äußerungen machte, starke körperliche Unruhe im Liegen zeigte, ängstlich blickte usw. Nach erneuten Gesprächen mit der Beraterin und dem Hausarzt wurde eine Schmerzeinschätzung (BISAD 18/32) durchgeführt und eine medikamentöse Schmerztherapie auf Verdacht eingeleitet. Durch die Analgetikumgabe wurde ein sofortiger Rückgang des häufigen Rufens und der anderen Schmerzzeichen erreicht (BISAD 6/32). Frau Kern benötigte bis zu ihrem Lebensende zunehmend mehr Analgetika. Die psychosozialen und religiösen Angebote wurden neben der Analgetikumgabe beibehalten. Die Angehörigen meinten, sie wären von sich aus nicht auf diese Impulse gekommen, und waren froh, durch ihr Verhalten zu einer konkreten Linderung – für alle! – beigetragen zu haben.

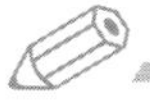

Meist ist die Kombination aus spirituellen und/oder religiösen Angeboten und Interventionen auf der körperlichen und psychosozialen Ebene nötig.

Denn es ist besonders bei Menschen mit einer fortgeschrittenen Demenzerkrankung schwer zu unterscheiden, welcher Schmerz primär vorhanden war oder welcher ein Folgeschmerz ist (→ Kapitel 3.1.1).

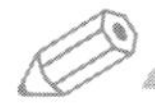

Letztendlich geht es ebenso darum, der Person mit Demenz in ihrem spirituellen Schmerz (Gefühl der Hoffnungslosigkeit, der Sinnlosigkeit, der Verlorenheit in der Welt usw.) zu ihrer ganz persönlichen (früheren) Anbindung zurückzuverhelfen.

Die folgenden Anregungen für religiöse und spirituelle Angebote können dabei helfen:

- ein der Person mit Demenz vertrautes Gebet anbieten (z.B. das Vaterunser, das „Gegrüßet seist du, Maria“, den lutherischen Morgen- und Abendsegen),
- für die Person mit Demenz vertraute und bedeutungsvolle Texte oder Gedichte sprechen (z.B. „Stufengedicht“ von Hermann Hesse, „Herbsttag“ oder „ Vor lauter Lauschen und Staunen sei still“ von Rainer Maria Rilke),

- die persönlichen religiösen Gegenstände zeigen und in die Hand geben, vor allem bei bettlägerigen Menschen (z. B. den Rosenkranz, die Marienstatue, das Kreuz, die geweihte Kerze),
- vertraute religiöse Lieder singen (z. B. „Meerstern ich dich grüße ...“, „Bis hierher hat mich Gott gebracht ...“, „So nimm denn meine Hände ...“),
- persönliche Lieblingslieder singen (z. B. „Weißt du, wieviel Sternlein stehen“, „Bunt sind schon die Wälder“, „Wahre Freundschaft soll nicht wanken“, „Kindlein mein, schlaf doch ein“, „Es tönen die Lieder“, „Guten Abend, gut Nacht“),
- gemeinsames Sitzen im Garten am Teich,
- die Sonne genießen dürfen.

Nach unserer Erfahrung haben Menschen mit Demenz zu alt vertrauten Ritualen leichter Zugriff als zu anderen erlernten „Handlungsabläufen“.

Erfahrungen von Betreuenden zeigen, wie offen und bedürftig Menschen mit Demenz auf der spirituellen Ebene sind (→ Kapitel 2.3). Nicht selten erleben Betreuende eine „ungewöhnliche“ Begegnung mit einer Person mit Demenz, können diese – sie zutiefst ergreifende Erfahrung – aber nicht zuordnen. Sie „erschrecken“ nicht selten über das, was sie eben an Nähe und Zuneigung erlebten.

> Herr Günter besucht seit drei Monaten die demenzkranke Frau Peter im Pflegeheim. Sie ist in ihrer letzten Lebensphase bettlägerig, spricht nicht mehr und hat stets ihre Augen geschlossen. Wenn er bisher zu ihr kam, lag sie ruhig im Bett und er wusste oft nicht, ob sie schläft oder wach ist. Diesmal zappelte sie unruhig im Bett und gab Töne von sich wie: „Oh, oh, ooh ...“ Er fühlte sich sofort verunsichert, denn so kannte er sie nicht. Dennoch setzte er sich wie immer zu ihr und berührte sie am Unterarm. Diesmal aber etwas fester als bisher, weil er ein bisschen aufgeregt war. Sie bewegte daraufhin ihren Arm und ihre Hand, tastete suchend auf dem Bettlaken. Im Gegensatz zu sonst konnte er auf seine Berührung hin keine Reaktion erkennen. Er bot ihrer suchenden Hand erst eine Hand an und nahm sie dann achtsam haltend zwischen seine beiden Hände. Frau Peter wurde langsam ruhiger, auch ihr Tönen hörte auf und sie lag ganz still da. Dann „antwortete“ sie mit einem Händedruck, den Herr Günter nie vergessen wird. Sie legte ihre zweite abgemagerte Hand auf seine Hände, die ihre Hand hielten, und drückte sie so innig und liebevoll fest, dass Herr Günter nicht mehr wusste, wer wessen Hände hält. Die Tränen liefen ihm dabei über das Gesicht und er spürte eine unbeschreibliche Nähe zu dieser Frau und zu sich selbst

gleichermaßen. Er war so erfüllt und „ganz" in diesen Augenblicken, vollkommen frei von Ängsten – er hätte auch sterben können, ohne Angst. So wurde Frau Peter, die er in ihrem Sterben begleitete, zu seiner Lebensbegleiterin. Er hatte durch diese Begegnung einen vollkommen anderen Bezug zu ihr – und zu sich selbst – entwickelt. Auch wenn diese Erfahrung einmalig blieb (er besuchte sie noch viele Male, bevor sie starb), spürte er weiterhin eine tiefe Verbindung und Dankbarkeit zu ihr. (Maier 2011, 31)

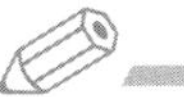

Begegnungen dieser Qualität können sich in der Begleitung von Menschen mit Demenz völlig unerwartet „ereignen". Und nur völlig unerwartet! Es ist keine Erfahrung, die sich „machen" lässt. Unter den Voraussetzungen von Stille, Gegenwärtigsein und Offenheit für das, was „entsteht", kann sich eine spirituelle Begegnung ereignen oder auch nicht. Sie ist nicht herbeizuführen, sie ist das „Dritte", das sich selbst gestaltet, und wird häufig auch mit dem Wort „Gnade" ausgedrückt. (Maier 2011, 31)

Der franziskanische Pater und Diplompsychologe Guido Kreppold benennt und verdeutlicht diese Erfahrungen in einem Vortrag (2010) mit folgenden Worten:

- Es gibt ein *Zentrum der Persönlichkeit*, das tiefer und umfassender ist als das vordergründige *Ichbewusstsein*. Selbst, wenn dieses gestört ist, kann es durch volle persönliche Zuwendung aktiviert werden.
- Diese Zuwendung geschieht verbal durch das Aussprechen des vollen Namens, durch Körperkontakt, durch Berührung der Hände und Blick in die Augen.
- Dieses Zentrum ist höchst individuell – es verlangt die volle Aufmerksamkeit allein für diese Person.
- Dieses Zentrum hat *eine eigene Dynamik*, ist *autonom*.
- Das handelnde Subjekt ist nicht das *Ich* der beiden Personen, sondern eine Instanz außerhalb ihres Bewusstseins.
- Das heißt: Dieses Zentrum ist im höchsten Maße *individuell und universal* zugleich.
- Es erfasst den ganzen Menschen, Gefühl und Verstand und alle anderen Anwesenden. Der Demenzkranke reagiert in dieser für ihn so dichten Begegnung mit seinen Äußerungen völlig normal.

Das heißt, sein Verstand ist (für diesen Moment) wieder hergestellt.

- Dieses Zentrum ist höchst *spirituell.*
- Die Dynamik dieses Zentrums ist die Kraft aus dem Transzendenten. Dynamik kommt vom griechischen *dynamis = Kraft*. Die beschriebene Instanz nennt C. G. Jung das **Selbst**, Karl Rahner spricht von der **Personmitte** des Menschen und in der Heiligen Schrift steht das Wort „**Herz**" (→ Kapitel 7.3, Stauss 2006).

8 Begegnungen mit Menschen mit Demenz und deren Schmerz

8.1 Frau Schulz – auf einem einsamen Weg

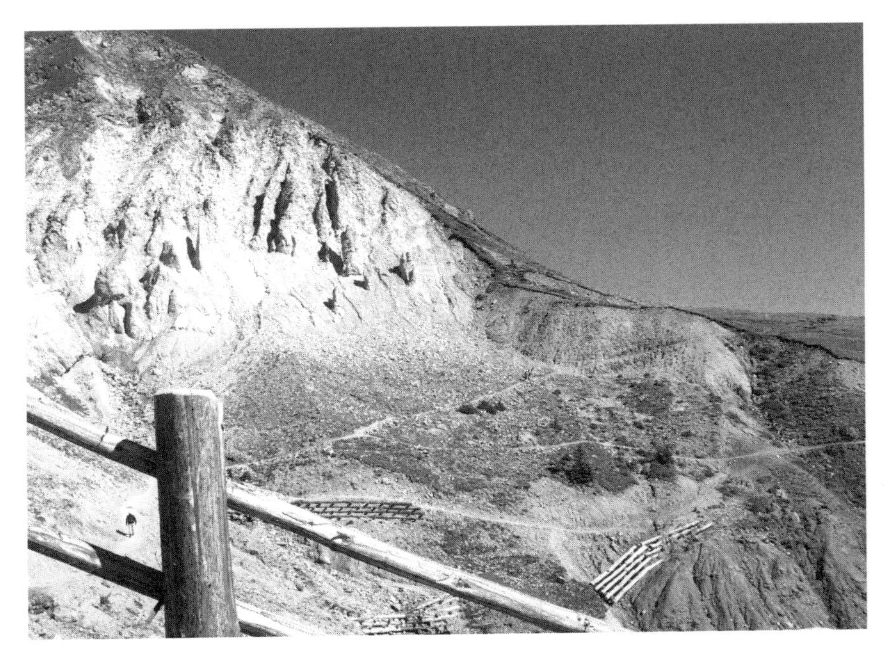

Auf einem einsamen Weg

8.1.1 Die Ist-Situation und die Begegnung auf allen Schmerzebenen

Frau Schulz, 82 Jahre, lebt seit zwei Jahren in einem Pflegeheim; erste Begegnung im Jahr 2009

Diagnosen: Depression, degenerative Veränderungen der Halswirbelsäule und der rechten Hüfte, beginnende Demenz

Medikation: Dauermedikation: Metamizol gtt 20-20-20-20
Citalopram Tabletten 1-0-0-0
Bedarfsmedikation: Metamizol bei Schmerzen; Einzeldosis: 20 gtt, Tagesmaximaldosis: dreimal 20 gtt

Verhalten: Frau Schulz klagt täglich über dumpfe Schmerzen im Schulter-, Nacken- und Rückenbereich und über stechende Schmerzen in der rechten Hüfte, sobald sie nach ihrem Befinden gefragt wird. Sie lehnt die Bedarfsmedikation ab, weil sie ihr nach eigener Aussage nichts bringt. Sie leidet unter Appetitlosigkeit wegen der Schmerzen und verliert an Körpergewicht. Tagsüber liegt sie oft stundenlang im Bett, sie sagt, dabei kann sich ihr Rücken etwas entspannen. Bei längerem Liegen werden die Hüftschmerzen wieder stärker. Deshalb schläft sie nachts sehr wenig, weint wegen der starken Schmerzen und fühlt sich generell müde und kraftlos (→ Kapitel 3.3).

Ressourcen und Fähigkeiten: Frau Schulz erhält täglich Schmerzmittel und hat eine Bedarfsmedikation zur Verfügung. Sie besitzt einen elektrischen Schulterwärmer, wodurch bei Anwendung eine Schmerzlinderung eintritt. Der Schulterwärmer wird nur vom Physiotherapeuten zweimal wöchentlich zur Ergänzung der manuellen Therapie angelegt. Die manuelle Therapie lindert für einige Stunden ihre Schmerzen im Schulter- und Nackenbereich. Sie kann ihre körperlichen Schmerzen klar verbal benennen und lokalisieren (deshalb trotz Demenz auch kein BESD-Bogen) nötig. Frau Schulz bittet nicht darum, dass ihr der Schulterwärmer von den Betreuenden angelegt wird, sie sagt: „Ich mag inzwischen nichts mehr sagen, sie tun es dann doch nicht." Sie kann ihre rechte Hüfte im Liegen entlasten. Früher hörte sie gerne klassische Musik, bevorzugt Mozart. Sie besitzt auch einen CD-Player und entsprechende CDs.

Körperlicher Schmerz: Aktuell wurde ein dreitägiges Schmerzprotokoll anhand der NRS-Skala erstellt. Angaben der Schmerzintensität zwischen 5/10 und 8/10 tagsüber, nachts 8/10.

Dumpfe Schmerzen im Schulter-, Nacken- und Rückenbereich, die sich durch längeres Sitzen von mehr als drei Stunden verstärken. Stechende Schmerzen in der rechten Hüfte, vor allem im Liegen.

Aussagen von Frau Schulz über ihren psychosozialen Schmerz: Sie vergisst zunehmend, wann der Physiotherapeut wieder zu ihr kommt. Selbst, wenn sie sich den nächsten Termin notiert, findet sie oftmals den Zettel mit dem Datum nicht mehr und muss dann häufig die Betreuenden nach dem Termin fragen. Das belastet sie sehr, denn der Physiotherapeut ist der Einzige, von dem sie sich ernst genommen fühlt. Sie fühlt sich von ihrem Hausarzt, den Betreuenden und ihren Angehörigen in ihrem körperlichen Schmerz **nicht** ernst genommen, denn sie reagieren auf ihre Klagen mit Angeboten wie z. B. Singkreis, Cafèbesuche, Spaziergang im Haus oder außer Haus. Wie solle sie das wollen, wenn ihr alles wehtut? Sie bemerkt, dass sie durch die Schonhaltung zunehmend unbeweglicher und steifer wird in ihrer Körperhaltung. Das macht sie immer unsicherer in alltäglichen Verrichtungen und sie ist zunehmend sturzgefährdet. Frau Schulz lehnt es aber ab, sich vom Pflegepersonal die Schuhe anziehen und beim Toilettengang unterstützen zu lassen. Sie fühlt sich hilflos, weil sie (verstärkt durch ihre Depression) keinen Weg sieht, wie sie an ihrer wirklichen Not etwas ändern könnte. Sie hat Angst, dass die Schmerzen irgendwann unerträglich werden und sie dann keine Hilfe erfährt. Sie schämt sich, wenn sie schon wieder sagen „muss", dass sie Schmerzen hat, denn sie weiß, das kann schon keiner mehr hören, auch ihre Töchter nicht. Die einzige Bewältigungsstrategie, die sie für sich sieht, ist die, sich in ihr Zimmer zurückzuziehen. Zeitweise muss Frau Schulz sich Äußerungen wie „Sie sollten sich nicht so gehen lassen", „Sie dürfen sich nicht so reinsteigern" oder „Sie bekommen schon Schmerzmittel" anhören. Auch der Schulterwärmer wird ihr nicht angeboten. Diese Äußerungen und dieses Verhalten ihr gegenüber empfindet sie als respektlos und entwürdigend. So, als würde sie sich den Schmerz nur „einbilden". Frau Schulz ist einsam und fühlt sich allein gelassen mit ihrer Not. Während sie erzählt, wiederholt sie sich oft und sucht nach den richtigen Worten. Dabei weint sie viel.

Beschreibung des spirituellen Schmerzes von Frau Schulz, basierend auf ihren Aussagen: Das Gefühl der Sinnlosigkeit macht sich immer mehr in ihr breit, denn es erfolgt – bis auf die Anwendungen durch den Physiotherapeuten und die bisherige Schmerzmittelgabe – kein weiteres schmerzlinderndes Angebot, weder von ihrem Hausarzt noch von den Betreuenden. Die vom Hausarzt angeordnete Bedarfsmedikation wird ihr von den Betreuenden nicht mehr angeboten. Frau Schulz hat auch jegliche Hoffnung auf eine positive Veränderung verloren und deshalb schon lange resigniert. Ihre Depression ist inzwischen ihr beständiges Lebensgefühl geworden. Sie fühlt sich oft wertlos und verloren.

Interpretationen und Aussagen der Betreuenden über das Verhalten von Frau Schulz: Frau Schulz brauche in erster Linie Aufmerksamkeit. Sie meldet sich nie von sich aus. Nur wenn sie einen sieht, jammert sie, weil sie depressiv sei. Der Schmerz sei bei ihr psychisch. Die Angehörigen sagen, sie habe auch früher schon viel gejammert. Wenn es ihr psychisch besser geht, äußert sie auch seltener Schmerzen. Sie fühlen sich durch das Verhalten des Hausarztes in ihrer Sichtweise und ihrem Handeln eher bestärkt, denn dieser sieht auch keinen weiteren Handlungsbedarf. Er kenne Frau Schulz schon seit 20 Jahren.

Aussagen der Betreuenden über ihren psychosozialen Schmerz: Die Bedarfsmedikation wird inzwischen nicht mehr angeboten, weil Frau Schulz sie früher immer mit den Worten „Die Tropfen helfen sowieso nicht“ abgelehnt hat. Die einzige Möglichkeit, ihr wenigstens medikamentös noch zu helfen, ist in den Augen der Betreuenden damit scheinbar aufgehoben. Sie fühlen sich deshalb ausgebremst und handlungsunfähig. Das macht sie unzufrieden und hilflos gegenüber den Äußerungen von Frau Schulz. Sämtliche Aufmunterungs- und Motivationsversuche wie Alltagsgespräche, Einladungen zu Gruppenbeschäftigungen, Teilnahme an hausinternen Feiern, um Frau Schulz aus ihrem Zimmer zu locken, schlugen fehl. All ihr Bemühen blieb ohne Erfolg, das lässt sie resignieren und macht sie mutlos. Sie sind überzeugt, dass sich Frau Schulz noch mehr in ihr Leid hineinsteigert, weil sie immer allein in ihrem Zimmer sitzt. Einige Betreuende sehen keinen Sinn mehr darin, sie noch weiterhin nach ihrem Befinden zu fragen, sie sagt ohnehin immer das Gleiche. Oftmals weiß sie gar nicht mehr, was sie gerade gesagt hat. Dieses „ewige Jammern“ von Frau Schulz ziehe sie als Betreuende zeitweise auch nach unten. „Es steckt an“, meinen sie. Andere Betreuende äußern, dass sie manchmal Angst davor spüren, selbst einmal so „negativ“ zu werden wie Frau Schulz.

Aussagen der Betreuenden über ihren spirituellen Schmerz: Einige der Betreuenden entwickeln immer mehr Zweifel daran, ob ihr Handeln in dieser Weise ausreichend ist. Das Gefühl der Sinnlosigkeit ihrer täglichen Bemühungen macht sich immer mehr in ihnen breit. Gleichermaßen haben sie die Hoffnung aufgegeben, noch eine „Lösung“ zu finden. Sie schwanken zwischen der Überzeugung, „alles“ getan zu haben, und den oben genannten Zweifeln. Ein sehr kräftezehrender, innerer Konflikt. Sie wissen keinen Weg mehr, wie es anders werden könnte. Ihrer Freude und ihrer Motivation für ihren pflegerischen Auftrag hat diese Aussichtslosigkeit ihren harten Stempel aufgeprägt.

Vorhandene Dokumentation: Schmerzerhebungsbogen laut Selbstauskunft von Frau Schulz

Wo haben Sie Schmerzen?
Nacken, Schultern, Rücken, rechte Hüfte
Wie stark sind die Schmerzen?
NRS-Skala 7/10
Wie erleben Sie die Schmerzen?
dumpf, stechend
Wann treten die Schmerzen auf?
ständig
Nehmen Sie Schmerzmittel? Wenn ja, welche?
Metamizol 20-20-20-20, Bedarfsmedikation: Metamizol bis zu dreimal 20 Tropfen/täglich
Wenden Sie andere schmerzlindernde Maßnahmen an? Wenn ja, welche?
elektrischer Schulterwärmer, selbständiges Hinlegen bei Rückenschmerzen, selbständige Entlastung der rechten Hüfte im Liegen
Sind Ihre Schmerzen ausreichend gelindert?
nein
Wollen Sie trotz Schmerzen bewusst auf Medikamente verzichten?
nein
Welche Auswirkungen haben die Schmerzen auf Ihr Alltagsleben?
starke Bewegungseinschränkung, sozialer Rückzug

Während der letzten vier Monate wurde die Schmerzerhebung monatlich evaluiert bzw. neu datiert und unterschrieben, ohne Veränderung der Fakten und ohne nachvollziehbare Konsequenzen, obwohl Frau Schulz täglich über Schmerzen klagte.

Aktuell wurde ein dreitägiges Schmerzprotokoll anhand der NRS-Skala erstellt, Angaben der Schmerzintensität zwischen 5/10 und 8/10 tagsüber, nachts 8/10.

Im Pflegebericht sind im Zeitraum der letzten zwei Monate zahlreiche Eintragungen über das Ablehnen von Aktivitäts- und Gruppenangeboten zu finden. Weitere fünf Eintragungen beziehen sich auf verbale Schmerzäußerungen von Frau Schulz, ohne nachvollziehbare Handlungskonsequenz.

Die Betreuenden geben an, dadurch, dass sie die wiederholten Schmerzäußerungen von Frau Schulz als psychisch begründet verstanden haben, hätten sie keinen Anlass gesehen, diese täglich einzutragen.

8.1.2 Empfohlene Maßnahmen

Auf der Ebene des körperlichen Schmerzes werden folgende Maßnahmen empfohlen:

Medikamentöse Therapie:
- Dauermedikation: Tramal long 100-mg-Tabletten 1-0-1-0
- Metamizol gtt 20-0-20-0
- Citalopram 40-mg-Tabletten 1-0-0-0
- Bedarfsmedikation: Metamizol 30 gtt bis zu viermal täglich

Nicht medikamentöse Therapie:
- dreimal täglich Anlegen des elektrischen Schulterwärmers für 30 Minuten durch das Pflegepersonal
- zweimal wöchentlich weiterhin manuelle Therapie im Nacken- und Schulterbereich und zusätzlich aktive Bewegungsübungen für beide Hüftgelenke durch den Physiotherapeuten
- zweimal täglich fünf Minuten Einreibung von Nacken, Schultern und Rücken mit Muskel- und Nervenöl (mit Ingwer und anderen ätherischen Ölen) durch das Pflegepersonal
- zweimal täglich drei Minuten Einreibung der rechten Hüfte mit Traumeelsalbe, dabei mit der Hand das Hüftgelenk umkreisend, durch das Pflegepersonal
- einmal wöchentlich Wolken Leopard TTouch an der rechten Hüfte und an der Außenseite des rechten Oberschenkels durch die Tochter
- einmal wöchentlich Regenwurm TTouch an Nacken und Schultern durch die Tochter
- dreimal täglich Gehübungen mit dem Rollator, vom Zimmer aus drei Runden über den Flur bis zum Zimmer zurück, ca. 30 Meter, selbständig

Auf der Ebene des psychosozialen Schmerzes finden sich folgende Maßnahmen:

Bereits eingeleitete Maßnahmen:
- Die Betreuenden entwickeln zunehmend eine wertschätzende Grundhaltung gegenüber dem persönlichen Erleben von Frau Schulz.
- Sie wird durch validierende Gespräche in ihren Schmerzäußerungen und ihren depressiven Äußerungen ernst genommen (→ Kapitel 7.3).

- Frau Schulz wird durch ihren Hausarzt über die veränderte Schmerzmedikation informiert und beraten.
- Die Pflegenden bitten Frau Schulz ausdrücklich, dass sie sich bei Schmerzen an sie wenden soll.
- Erst dann, wenn Frau Schulz sich in ihren Ängsten und ihrer Hilflosigkeit angenommen und verstanden fühlt, können weitere Angebote in das Gespräch eingebracht werden, z. B. das Anbieten von klassischer Musik in ihrem Zimmer oder in der Gemeinschaft oder ein Besuch im Garten oder im Cafè mit der Gemeinschaft.

Auf der Ebene des spirituellen Schmerzes besteht durch die wertschätzende Grundhaltung und die validierenden Gespräche der Betreuenden für Frau Schulz die Möglichkeit, wieder Zuversicht zu entwickeln, Sinn in ihrem Alltag zu sehen und sich wertvoll zu fühlen. Selbstverständlich wird dies auch durch die konkreten Handlungen auf der körperlichen Ebene erheblich gefördert. Die körperliche Fürsorge ist eben nicht nur auf der körperlichen Ebene zu verstehen, sie stellt (insbesondere durch die Berührungsangebote) eine „Behandlung“ der ganzen Person dar: wirkliche Zuwendung.

8.1.3 Ergebnisse der eingeleiteten Maßnahmen

Körperlicher Schmerz: Frau Schulz gab nach drei Tagen der medikamentösen Therapieänderung eine Schmerzintensität laut NRS-Skala zwischen 0/10 und 2/10 an. Einmal benötigte sie nachts um 4.00 Uhr zusätzlich die Bedarfsmedikation von 30 gtt Metamizol. Sie gab vor der Einnahme eine Schmerzintensität von 5/10 an und 40 Minuten danach 2/10 laut NRS-Skala. Frau Schulz meldet sich, wenn ihre Schmerzen ansteigen, und bittet um die Bedarfsmedikation. Durch ihre positive Erfahrung, dass die Bedarfsmedikation ihren Schmerz lindert, ist es für sie selbstverständlich geworden, sich zu melden. Sie sagt, die noch zeitweise auftretenden Schmerzen sind bei 2/10 gut aushaltbar, sie würde sich dann eben hinlegen und könne sich dann entspannen. Sie möchte keine weitere Erhöhung der Dauermedikation.

Wahrnehmbare Veränderung und sinngemäße Aussagen von Frau Schulz über ihre Erfahrung auf der psychosozialen Ebene: Frau Schulz macht einen wesentlich entspannteren und orientierteren Eindruck.

Sie sucht im Gespräch nicht mehr so häufig nach den Worten. Ihr sprachlicher Ausdruck ist flüssiger geworden. Ihr Gesicht zeigt eine entspannte Mimik, die Körperhaltung ist weniger verkrampft.

Frau Schulz äußert, dass sie sich inzwischen von ihren Betreuenden ernst genommen fühlt und sich allein dadurch schon ihr Lebensgefühl verändert hat. Sie fühlt sich nicht mehr allein mit ihrer Not und ist deshalb auch nicht mehr so häufig einsam. Ihre Ängste sind zurückgegangen, denn sie weiß sich nun in guter Obhut. Die Zukunftsängste haben sich relativiert, denn sie macht jetzt die Erfahrung, dass ihre Schmerzen zurückgegangen sind. Ein Gefühl der Sicherheit ist in ihr entstanden. Sie hat wieder Interesse an anderen Menschen und setzt sich mindestens zweimal in der Woche zu den Mitbewohnern in das Cafè oder in den Garten. Ihre Gehübungen macht sie sehr konsequent, denn sie ist meist schmerzfrei beim Gehen, und sie empfindet auch einen gewissen Stolz und eine Freude dabei.

Sinngemäße Zusammenfassung der Aussagen von Frau Schulz über ihre Erfahrung auf der spirituellen Ebene: Frau Schulz fühlt sich durch ihre tägliche Aktivität wieder kraftvoller und diese Erfahrung stärkt sie auch in ihrem Selbstwertgefühl. Auch durch die körperliche Berührung bei den Anwendungen, die sie sehr genießt, fühlt sie sich wertgeschätzt.

Sie hat wieder an Zuversicht gewonnen, denn sie erlebt, dass sie auch wieder ein Stück weit für sich selbst sorgen kann. Die bisher sehr depressiven Stimmungen weichen zunehmend dem Gefühl, wieder Sinnvolles tun zu können.

Die Erfahrungen der Betreuenden auf der psychosozialen Ebene: Die Betreuenden fühlen sich nun Frau Schulz gegenüber handlungskompetent. Durch die eingeleiteten konkreten Maßnahmen haben sie eine klare Orientierung und Ausrichtung in ihrem pflegerischen Auftrag. Diese Klarheit gibt ihnen Sicherheit und stärkt sie für die alltäglichen Anforderungen. Die vertrauensvolle Offenheit von Frau Schulz auf ihre Gesprächsangebote freut sie und motiviert sie, diesen Weg weiter zu gehen, auch wenn ihnen die validierende Gesprächsführung nicht immer gelingt. Nachdem sich die innere Grundstimmung von Frau Schulz zum Positiven verändert hat, gehen sie auch lieber mit ihr in Kontakt. Die bisherige Schwere ist nicht mehr so spürbar. Es tut ihnen gut, Frau Schulz auch in Gemeinschaft zu erleben, denn da lacht sie sogar manchmal. Sie sehen jetzt Frau Schulz mit anderen Augen. Diese Erfahrung stärkt auch erheblich ihr Teamgefühl sowie die Zusammenarbeit mit dem Hausarzt und den Angehörigen. Sie alle haben sich gemeinsam auf das gleiche Ziel ausgerichtet und jede/jeder leistet in seiner Weise einen verantwortungsvollen Beitrag. Der Hausarzt durfte aufgrund seiner Veränderungsbereitschaft eine neue Erfahrung mit einer vertrauten Patientin machen. Und die Tochter fand durch die Möglichkeit des Tellington Touch einen neuen, fast zärtlichen Zugang zu ihrer depressiven („nie zufriedenen") Mutter. Es tat ihr sogar selbst gut, zu touchen, denn auch sie kam dabei zur Ruhe. Nun kann und will sie häufiger zu ihrer Mutter gehen, weil sie für sich einen gehbaren Weg gefunden hat, um mit ihrer Mutter innerlich freier in Kontakt zu kommen.

Die Erfahrungen der Betreuenden auf der spirituellen Ebene: Die bisherigen Zweifel an ihrem Tun haben sich in die Überzeugung und die Gewissheit von sinnvollem Tun verwandelt. Sie schöpfen daraus die Hoffnung, auch bei anderen Menschen, mit oder ohne Demenz, die tatsächliche Not besser zu erkennen und lindernde Maßnahmen anbieten zu können. Die Erfahrung, selbst innerhalb dieser begrenzten Rahmenbedingungen maßgeblich für eine positive Veränderung sorgen zu können, stärkt die Betreuenden in ihrem Selbstwertgefühl. Auch die Tochter erlebt nun ihre Besuche für sich und ihre Mutter als sinnvoll.

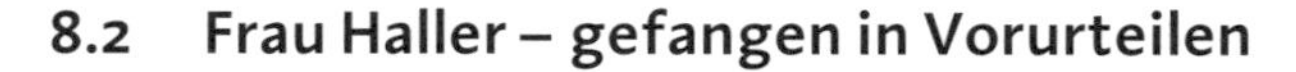

8.2 Frau Haller – gefangen in Vorurteilen

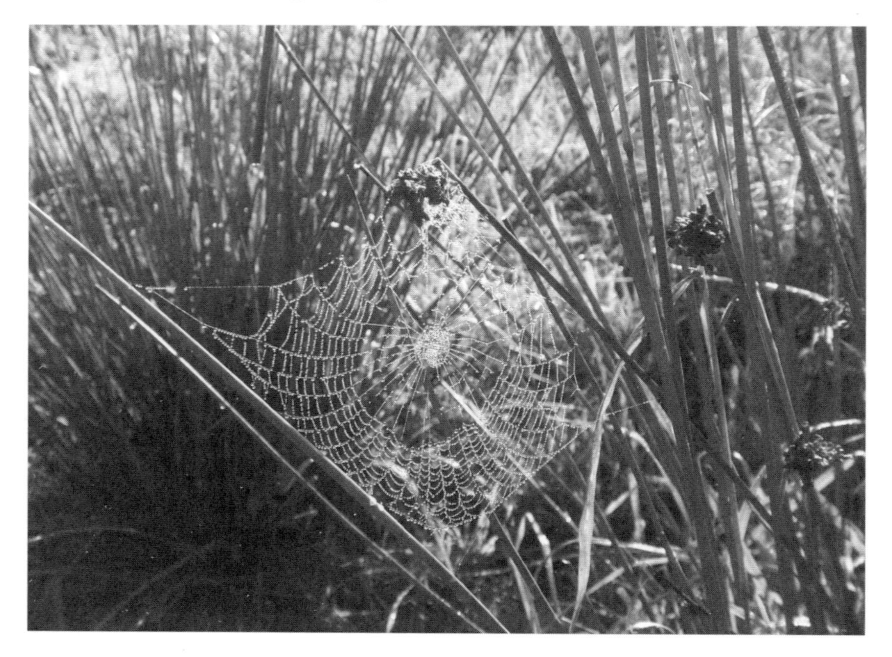

Gefangen in Vorurteilen

8.2.1 Die Ist-Situation und die Verhaltensinterpretationen auf allen Schmerzebenen

Frau Haller, 88 Jahre, lebt seit einem Jahr in einem Pflegeheim; erste Begegnung im Jahr 2007

Diagnosen: mittlere Demenz, Osteoporose

Medikation:
Dauermedikation: Melperon-Lösung ml 20-0-0-20
Bedarfsmedikation: Melperon-Lösung bei Unruhe; Einzeldosis: 10 ml, Tagesmaximaldosis: dreimal täglich

Verhalten: Frau Haller wehrt sich täglich bei allen körperpflegerischen Maßnahmen. Sie schreit dabei laut um Hilfe und ist dann auch außerhalb des Hauses noch zu hören. Deshalb bekommt sie auch das Melperon. Vorher hatte sie noch lauter geschrieen. Wenn sie aus ihrem Bett mobilisiert wird, schreit sie ebenfalls. Es ist jedes Mal ein Kampf: Sie greift dann reflexartig mit ihren Händen nach allem, was sie erreichen kann, und lässt dann auch von sich aus nicht mehr los. Manchmal zwickt und kratzt sie dabei, während sie ihren Körper ganz starr hält. Um sich vor Frau Hallers kraftvollen Zugriffen zu schützen, sind die Pflegepersonen immer zu zweit bei der Körperpflege und bei der Mobilisation (→ Kapitel 4). Oftmals schreit sie schon, wenn man nur an ihr Bett herantritt oder wenn sie in ihrem Pflegestuhl bei anderen Mitbewohnern sitzt. Kein Mensch im Umfeld kann das lange aushalten. Sie ist für die Mitbewohner eine Zumutung.

Ressourcen und Fähigkeiten: Frau Haller ist in der Lage, zu schreien, und versucht, mit beiden Händen zu greifen, und, wenn sie etwas zu greifen gefunden hat, hält sie sich sofort daran fest. Sie versucht auch, sich mit Kratzen und Zwicken zu wehren, und zeigt eine erhöhte Körperspannung.

Interpretationen des Verhaltens von Frau Haller auf der körperlichen Schmerzebene: Aktuell wurde folgendes dreitägiges Schmerzprotokoll anhand der BESD-Schmerzskala erstellt. Die Beobachtungen des Verhaltens von Frau Haller bei der Körperpflege oder bei der Mobilisation ergeben darin einen Punktwert von 10/10.

Atmung: lautstark, angestrengt atmen
Negative Lautäußerung: wiederholt beunruhigt rufen Gesichtsausdruck: grimassieren
Körpersprache: starr, schlagen
Trost: Stimmt es, dass bei oben genanntem Verhalten trösten, ablenken, beruhigen nicht möglich ist?

Anmerkung: Unter der Rubrik Körpersprache wurde das Schlagen anstelle von Zwicken und Kratzen gewählt.

Der Punktwert ist nicht als Beweis einer so hohen Schmerzintensität zu werten. Er zeigt in erster Linie einen hohen Verdacht auf körperliche Schmerzen in der beobachteten Situation an. Nachdem Frau Haller eine diagnostizierte Osteoporose hat und der BESD-Wert so hoch ausfällt, besteht zu recht die Annahme, dass ihr Verhalten (auch) schmerzbegründet ist.

Interpretationen des Erlebens von Frau Haller auf der psychosozialen Schmerzebene: Frau Haller schreit, greift, kratzt und erstarrt, sobald sie gepflegt oder bewegt wird. Dieses Verhalten ist als Ausdruck großer Not zu verstehen. Ihre Not besteht bereits darin, dass sie sich nicht klar und verständlich auszudrücken vermag. Deshalb bleibt ihr nur diese vokale, mimische und gestikulierende Möglichkeit der Mitteilung. Ihr Verhalten ist also als **Mitteilung** zu begreifen. Eine Mitteilung an ihre Betreuenden. Indem Frau Haller kratzt, reflexartig greift usw., versucht sie auszudrücken, was sie fühlt und welche Bedürfnisse sie in dieser Situation hat. Sie kommuniziert damit, was dieses pflegerische Angebot mit ihr macht. Wie sie die Fürsorge ihrer Betreuenden in diesem Moment erlebt. Von außen gesehen wirkt es wie ein Kampf.

Aber: Wie erlebt sie diese Situation wohl wirklich? Was teilt sie denn tatsächlich mit? Und: Wer kann das mit Sicherheit sagen? Niemand?

Es bleibt einzig die Möglichkeit der Interpretation. Das nun ist die Chance für Frau Haller und ihre Betreuenden: die **tatsächliche** Botschaft von Frau Haller herauszufinden und zu verstehen. Aber letztendlich können die Betreuenden nie ganz sicher sein, das Verhalten und Erleben einer Person mit Demenz ihrer Wirklichkeit entsprechend interpretiert zu haben (→ Kapitel 5.1). Eine **immerwährende, unermüdliche Offenheit** dafür, dass alles auch ganz anders sein könnte, ist deshalb eine hilfreiche Grundhaltung dabei.

Frau Haller wird sich vermutlich in ihrem Erleben nicht wahrgenommen und nicht verstanden fühlen. Wenn sie tatsächlich aufgrund ihrer jahrelangen Osteoporose körperliche Schmerzen erleidet, wird sie auch Angst haben. Sie könnte schon vor der Berührung und vor dem Bewegtwerden Angst haben und dies noch verstärkt während der schmerzvollen Handlungen. Frau Haller wird nicht verstehen können, weshalb ihr so geschieht (zu ihren Schmerzen nochmal ein zugefügter Schmerz!): Ihr fehlen sicherlich Wärme, menschliche Zuwendung und daraus entstehende Sicherheit und Orientierung. Sie versucht offenbar, durch ihr reflexartiges Greifen Halt zu finden. Äußerlich und innerlich. Es ist naheliegend, dass sie sich völlig ausgeliefert fühlt, völlig hilflos und absolut ohnmächtig. Denn es wird einfach weiter gemacht ohne ihre Zustimmung, obwohl sie sich mit Händen (und Füßen) und verzweifelten Hilferufen dagegen wehrt. Sie muss dadurch Respektlosigkeit und Missachtung ihrer Würde über sich ergehen lassen. Schlimmstenfalls werden in ihr dadurch frühere gewaltvolle Erfahrungen aktiviert und sie befindet sich innerlich wieder in diesen Schmerzerlebnissen. Ihr fehlen jegliche Bewältigungsstrategien, um mit dieser Situation umgehen zu können. Wie könnte sie jemals Vertrauen zu diesen Menschen fassen, die ihr Solches antun? Sie ist vollkommen schutzlos und ausgeliefert.

Interpretationen des Erlebens von Frau Haller auf der spirituellen Schmerzebene: Frau Haller macht die Erfahrung, dass all ihr Schreien, Greifen und Erstarren sinnlos ist. Die Betreuenden kommen zu zweit zu ihr und halten sie an beiden Händen fest. Sie ist ihnen vollkommen ausgeliefert. Es ist verständlich, wenn sie ohne jegliche Hoffnung ist und sich dabei zutiefst verloren und **ohne Wert** fühlt.

Interpretationen und Aussagen der Betreuenden über das Verhalten von Frau Haller: Frau Haller schreie schon, seit sie hier ist. Sie habe vor allem Angst. Diese Angst wäre schon erkennbar durch das Schreien, wenn man nur zu ihr ans Bett geht. Deshalb bekomme sie das vom Hausarzt verordnete Melperon. Die Bedarfsmedikation könne zusätzlich gegeben werden, wenn sie sehr unruhig ist und besonders laut und lange schreit. Die Mitbewohner würden sich dann auch aufregen. Manchmal schreie sie auch, wenn sie im Pflegestuhl sitzt, dann würde sie wieder in ihr Bett wollen. Trotzdem müsse man sie ja mobilisieren und waschen. Ihr Körper würde sonst zu Schaden kommen. Wahrscheinlich habe sie Schlimmes erlebt in der Vergangenheit.

Das Erleben der Betreuenden, bezogen auf die Ebene ihres psychosozialen Schmerzes: Die Betreuenden belastet die Situation mit Frau Haller seelisch sehr. Auch wenn sie sich darin einig und sicher sind, dass das Verhalten von Frau Haller in deren Angst begründet ist. Einerseits erleben sie sich in einem Konflikt zwischen dem Erfüllen des pflegerischen Auftrags und ihrer Überzeugung, dass Frau Haller während der Pflege schreckliche Angst hat. Die würden sie ihr gerne nehmen. Andererseits müssen sie täglich dieses Schreien aushalten und sich kratzen und zwicken lassen von ihr, wenn sie nicht schon gleich zu zweit antreten. Sie fühlen sich dabei von Frau Haller zu Unrecht so behandelt und erleben sie in ihrem Verhalten zunehmend als „Täterin“ und sich selbst als ihr „Opfer“. Es wird viel „durchgewechselt“ bei den Pflegepersonen, denn Frau Haller bringt sie durch ihr lautes Schreien an die Grenzen ihrer Belastbarkeit. Erst wenn sie es überhaupt nicht mehr aushalten oder wenn sich die Mitbewohner beschweren, geben sie ihr das Bedarfsmedikament, woraufhin sie dann nicht mehr so laut schreit. Die beobachtete beruhigende Wirkung bestärkt sie in ihrer Überzeugung, dass Frau Haller sicherlich nur (!) unter Ängsten leidet.

Das Erleben der Betreuenden, bezogen auf die Ebene ihres spirituellen Schmerzes: Manche Betreuende haben Zweifel daran, ob ihr Handeln – die Gabe von Sedativa – ethisch vertretbar ist. Es quält sie, dass sie nicht *mehr* und nicht *anders* auf die Ängste von Frau Haller eingehen können. Sie können nicht verstehen, dass sie *so* mit hilflosen Menschen umgehen „müssen". Ihre eigene Würde wird dabei verletzt und das schwächt ihr Selbstwertgefühl. Sie verlieren ihre Freude an ihrer beruflichen Aufgabe. Andere Betreuende sagen, sie würden „innerlich zumachen" müssen, sonst würden sie „dabei draufgehen". Dies zeigt, wie stark das Verhalten von Frau Haller die Betreuenden belastet. Sie haben keine Hoffnung, dass es je anders werden könnte, denn sie sehen auch keine Möglichkeit, *wie* es anders werden sollte. Einige von ihnen fragen verzweifelt, ob solcher Umgang mit Menschen der Sinn ihrer beruflichen Tätigkeit sein kann, und bezeichnen sich in einer heftigen persönlichen und beruflichen Krise!

Das Erleben der Betreuenden, bezogen auf die Ebene ihres körperlichen Schmerzes: Die extreme Anspannung der Betreuenden führt zu Verspannungen in ihrem Körper, wodurch sie sich nicht mehr intuitiv richtig auf Bewegungsabläufe beim Pflegen einstellen und Fehlhaltung Vorschub geleistet wird (Rücken-, Schulter- und Halsprobleme).

8.2.2 Empfohlene Maßnahmen

Um neue helfende Maßnahmen zu überlegen, muss zuerst die vorhandene Dokumentation überdacht und durchgecheckt werden. Es lag folgende Dokumentation vor: Ein Schmerzerhebungsbogen laut Fremdauskunft mit der Aussage: „Es sind keine Schmerzen bekannt." (Die Schmerzerhebung soll laut Verfahrensanweisung alle drei Monate evaluiert werden, wenn keine Schmerzen bekannt sind.)

Im Pflegebericht stehen im Zeitraum des letzten Monats mehrere Eintragungen über das Verhalten von Frau Haller bei der Körperpflege, wenn sie dabei eine Pflegeperson z. B. durch Kratzen verletzt hat. Es gibt auch Eintragungen wie „Frau Haller macht sich sehr steif beim Transfer" oder „Frau Haller arbeitet beim Transfer und bei der Körperpflege dagegen". Drei Eintragungen beschreiben die Situation, wenn Frau Haller im Pflegestuhl sitzt und schreit (BESD 4/10), ihr deshalb das Bedarfsmedikament verabreicht wird und sie nach 30 Minuten etwas ruhiger ist.

Auf der Ebene des körperlichen Schmerzes werden folgende Maßnahmen empfohlen:

Medikamentöse Therapie:

- Dauermedikation: MST ret. 10 mg 1-0-1
- Omep Tabletten 1-0-0-0
- Melperon-Lösung ml 5-0-0-5
- Bedarfsmedikation: Bei BESD 1-5/10 Ibuprofen Tabl. 400 mg Tagesmaximaldosis: viermal täglich
  Bei BESD >6/10: Morphintropfen 2% 4 gtt; bis sechsmal täglich

Es ist wichtig, dass die Analgetika mindesten 45 Minuten vor der morgendlichen Körperpflege gegeben werden, damit für Frau Haller dabei eine Schmerzlinderung gewährleistet ist.

Nicht medikamentöse Therapie:

- täglich morgens beruhigende Ganzkörperwäsche aus der Basalen Stimulation im Bett durch das Pflegepersonal, anschließend eine Ruhephase einhalten und eine den Körper umformende Begrenzung mit gerollten Decken anbieten, eine zum A geformte Rolle, um den Oberkörper zu umformen und die Arme zu stützen, sowie eine U-L-Rolle als Abschluss nach unten, um die Beine zu begrenzen
- In der Kontaktgestaltung und bei den pflegerischen Handlungen werden die unter Kapitel 7.1 genannten Prinzipien der Basalen Stimulation angewendet.
- zweimal täglich Einreibung des Rückens und der Schultern mit Retterspitz Muskel Salbe in langsamen, großen, kreisenden Bewegungen durch das Pflegepersonal
- einmal täglich passive Bewegungsübungen der Beine und Arme zur Kontrakturenprophylaxe im Rahmen der Dekubitusprophylaxe durch das Pflegepersonal
- zweimal wöchentlich passive Bewegungsübungen der Beine und Arme zur Kontrakturenprophylaxe und Mobilisation in den Pflegestuhl durch den Physiotherapeuten

- zweimal täglich Einreibung der Füße mit Lavendelkörperöl zur körperlichen und psychischen Entspannung durch das Pflegepersonal
- einmal täglich (ca. zehn Minuten) beruhigende Ausstreichung der Schultern, Arme und Hände (jeden Finger einzeln) mit weichen Socken durch die Alltagsbegleitung oder den ehrenamtlichen Besuchsdienst
- Das Pflegepersonal wird von der Kinästhetikbeauftragten im kinästhetischen Transfer angeleitet.
- Wenn Frau Haller in ihrem Pflegestuhl körperlich angespannt ist und ruft, wird sie von den Pflegenden in ihr Bett zum Ausruhen gelegt.

Auf der Ebene des psychosozialen Schmerzes werden folgende Maßnahmen empfohlen:

- Das Wahren der persönlichen Grenze von Frau Haller ist unverzichtbar. Nur mit diesem Respekt und der Achtung vor ihrer Würde ist es möglich, eine vertrauensvolle Beziehung zu ihr aufzubauen. Diese Haltung ist die grundlegende Voraussetzung dafür.
- Notwendig im Fall von Frau Haller ist auch das Entwickeln einer wertschätzenden Grundhaltung ihrem möglichen (!) Schmerzempfinden gegenüber.
- Frau Haller braucht feste pflegerische Bezugspersonen, die sich auf maximal zwei bis drei Pflegepersonen begrenzen. So wenig Wechsel wie möglich, denn nur dann hat sie die Möglichkeit, ihrerseits Beziehung aufzubauen und zu halten.
- Es ist keinesfalls ratsam, zu zweit an sie heranzutreten. Sie hat schon Mühe, zu einer Pflegeperson Kontakt aufzubauen und zu halten. Außerdem kann sie das Herantreten von zwei Personen an ihr Bett als sehr bedrohlich erleben.
- Die empfohlenen körperlichen Angebote sind auch gegen den psychosozialen Schmerz nötig. Denn die Bedürfnisse nach körperlicher Nähe und Bindung sind psychosoziale Bedürfnisse (→ Kapitel 1.2).
- einmal wöchentlich Kontakt mit dem Therapiehund
- einmal monatlich Kontakt mit der Katze vom mobilen Zoo
- Nachdem die verbale Kommunikationsfähigkeit von Frau Haller sehr eingeschränkt ist, ist es nicht möglich, ein validierendes „Gespräch“ zu führen. Jedoch ist es möglich, einen „Dialog“ zwischen Frau Haller und den Betreuenden herzu-

stellen, wenn folgende nonverbalen Techniken der Validation eingesetzt werden:
- Blickkontakt herstellen,
- auf die eigene Stimmlage beim Sprechen achten, sie sollte weich sein,
- Summen, Singen oder weiches Tönen,
- körpersprachliches Spiegeln der Stimmlage, der Mimik, der Gestik und der Atmung,
- sanfte kreisende Berührung am Nacken, an den Schultern oder am Hinterkopf (→ Kapitel 7.3).

- Dieses Verhalten kann bei Frau Haller das Gefühl von Geborgenheit und Vertrauen fördern.
- Es ist wichtig, dass sie Berührung positiv erfahren kann, indem nichts „an ihr getan" (ihr nichts angetan) wird, sondern nur als wertschätzendes Begegnungsangebot. Je weniger sich Menschen mit Demenz verbal mitteilen können, desto mehr Halt und Sicherheit durch positive Berührung brauchen sie.
- Auch eine sanfte Stimme kann Frau Haller Halt geben und ihre Angst lindern (→ Kapitel 7.1).
- Vorerst ist mit einem erhöhten Zeitaufwand zu rechnen.

Auf der Ebene des spirituellen Schmerzes werden folgende Maßnahmen empfohlen:
- Gezieltes Anbieten von ausgewählten Musikliedern, die Frau Haller innerlich Halt und Trost geben könnten. Es mögen religiöse Lieder sein oder Lieder aus ihrer Kindheit, die sie positiv erinnert und mit menschlicher Wärme und Geborgenheit verbindet – vielleicht täglich und spontan.
- Wenn Frau Haller z. B. mit entspannter Atmung, entspanntem Muskeltonus und entspannten Gesichtszügen auf religiöse Lieder reagiert, können auch ein gesprochenes Gebet, wie z. B. das Vaterunser oder das „Gegrüßet seist du, Maria", oder der Psalm 23 „Der Herr ist mein Hirte …" angeboten werden (→ Kapitel 7.4).
- zweimal wöchentlich anbieten eines Gartenbesuches mit Kontakt zu den Blumen, den Bäumen und den Tieren am Teich, an den Blumen riechen und Bäume berühren lassen (mit der Alltagsbegleitung oder dem ehrenamtlichen Besuchsdienst)
- Wenn Frau Haller auf ein oben genanntes Angebot mit Anspannung wie z. B. erhöhter Atmung, angespannten Gesichtszügen bzw. erhöhtem Muskeltonus usw. reagiert, sind diese Angebote

zu unterlassen. Es ist zwar keine Garantie, dass ihr diese Angebote nichts bedeuten oder sie diese ablehnt, jedoch ist das Verhalten als ein deutlicher Hinweis auf Unbehagen zu werten (→ Kapitel 5.1).

Biographiebezogenheit der Angebote: Nachdem über Frau Hallers Biographie nichts bekannt war, ist es umso wichtiger, auf ihre unmittelbare Reaktion zu achten, denn sie ist ungeschützt. Keinesfalls wäre es hilfreich, ihr deshalb nichts anzubieten. Nichts anzubieten, wäre in jedem Fall „ungenügend“. Warum? Weil damit verhindert werden würde, dass Frau Haller und die Betreuenden eine positive Erfahrung machen können. Biographieorientierte Angebote sind in der Betreuung von pflegebedürftigen Menschen ein herausragendes Thema. Was aber, wenn keine Informationen vorhanden, keine Quellen – außer der Person mit Demenz – erschließbar sind? Und was, wenn diese Person sich nur noch körpersprachlich mitteilen kann? Es bleibt einzig die Beobachtung des Verhaltens und die Interpretation des Beobachteten.

In der Praxis ist häufig zu hören, dass aufgrund der Unsicherheit darüber, ob die pflegebedürftige Person dieses Angebot auch wirklich wolle, dann gar nichts angeboten wird – besonders im spirituellen und religiösen Bereich. Manche Betreuenden begründeten ihr Verhalten damit, dass sie selbst auf dieser Ebene schon sehr verletzt worden wären. Dies macht nachvollziehbar, weshalb sie dann aus ihrer Sicht lieber nicht aktiv werden. Es impliziert jedoch, dass das „Vorenthalten“ eines Angebotes für ein existentielles Bedürfnis nicht als Verletzung gesehen wird!

8.2.3 Ergebnisse der eingeleiteten Maßnahmen

Das Verhalten von Frau Haller interpretiert auf der körperlichen Schmerzebene: Drei Tage nach der Einleitung einer medikamentösen Schmerztherapie zeigten die Beobachtungen des Verhaltens von Frau Haller laut BESD-Schmerzskala einen Punktwert von 2/10 bei der Körperpflege oder bei der Mobilisation.

Atmung: gelegentlich angestrengt atmen
Trost: Stimmt es, dass bei oben genanntem Verhalten trösten, ablenken, beruhigen möglich ist?

Der Punktwert ist auch hier nicht als Beweis einer Schmerzintensität zu werten. Er zeigt in erster Linie einen weiteren Verdacht auf körperliche Schmerzen in der beobachteten Situation an.

14 Tage nach der Einleitung einer medikamentösen Schmerztherapie zeigten die Beobachtungen des Verhaltens von Frau Haller bei der Körperpflege oder bei der Mobilisation laut BESD-Schmerzskala weiterhin einen Punktwert von 2/10.

Atmung: gelegentlich angestrengt atmen
Trost: Stimmt es, dass bei oben genanntem Verhalten trösten, ablenken, beruhigen möglich ist?

- Nachdem das beobachtete Verhalten von Frau Haller bei der Körperpflege oder bei der Mobilisation nun einen Wert von 2/10 laut BESD-Schmerzskala anzeigt, ist zu recht anzunehmen, dass die Hauptursache ihres Verhaltens körperliche Schmerzen und dementsprechende Ängste waren.
- Nachdem auch das Melperon reduziert wurde, ist sie wohl auch wesentlich besser in der Lage, sich mitzuteilen. Nicht zuletzt durch die angewandten Prinzipien der Basalen Stimulation (→ Kapitel 7.1) kann sie sich deutlich klarer an den Situationen und Handlungsabläufen orientieren.
- Frau Haller kann mittels geführter Hand und verbaler Anleitung gezielt greifen und sich festhalten und wieder loslassen.
- Sie rief nach etwa vier Stunden, wenn sie in den Pflegestuhl mobilisiert war, und wurde dann von den Betreuenden in ihr Bett zum Entspannen gelegt.
- Der Hausarzt wird das Melperon ganz absetzen.

Interpretationen und wahrnehmbare Veränderungen des Verhaltens von Frau Haller auf der psychosozialen Schmerzebene:

- Frau Haller zeigt zwar weiterhin eine angespannte Körperhaltung und eine angestrengte Atmung, sobald sie berührt wird. Aber sie schreit, kratzt und zwickt nicht mehr. Dieses Verhalten weist vermutlich auf noch bestehende Ängste hin, z. B. Angst vor schmerzhaften Berührungen und Bewegungen. Es ist naheliegend, dass sie immer noch Angst vor Schmerzen hat, denn, wie oben aufgeführt, Frau Haller **hatte** mit ziemlicher Sicherheit vor der Schmerztherapie Schmerzen.
- Jedoch macht sie jetzt die Erfahrung (die sie möglicherweise im-

mer wieder vergisst), dass ihre Grenzen respektiert werden. Dieses Verhalten der Betreuenden könnte ihr Vertrauen gefördert haben.

- Frau Haller hält bei der Körperpflege zeitweise Blickkontakt mit der Pflegeperson und entspannt sich körperlich bei den sanft kreisenden Berührungen am Kopf und im Nacken.
- Auch auf das leise Summen von Liedern reagiert sie mit entspanntem Muskeltonus. Die achtsame Berührung bei den Anwendungen können Wohlbefinden und das Gefühl von Geborgenheit gefördert haben.
- Die langsamen Bewegungen und das Unterstützen beim Greifen vermögen ihr dazu verholfen haben, sich beim Transfer sicherer zu fühlen. Dennoch bleibt die situative Orientierungsfähigkeit durch die demenzielle Erkrankung beeinträchtigt. Und dies allein kann für die Angst und Angespanntheit von Frau Haller ein ausreichender Grund sein.
- Bei den einstündigen Gartenbesuchen sitzt Frau Haller ruhig in ihrem Pflegestuhl und nimmt passiv Anteil an dem Geschehen.

Interpretationen und wahrnehmbare Veränderungen des Verhaltens von Frau Haller auf der spirituellen Schmerzebene:

- Während der Begegnungen mit den Tieren streichelte sie die Tiere am Kopf und tönte dabei vor sich hin. Es ist zu recht anzunehmen, dass sie diese Begegnungen als angenehme Nähe erlebt.
- Frau Haller reagiert auf Marienlieder, indem sie versucht, mitzusingen. Auf das Gebet „Gegrüßet seist du, Maria“ reagiert sie mit Lippenbewegungen und mit dem Falten der Hände. Deshalb ist anzunehmen, dass ihr diese religiösen Angebote vertraut sind und ihr möglicherweise in diesem Augenblick Zuversicht und inneren Halt geben.
- Der nun behutsame Umgang mit ihr und die Erfahrung, dass ihr „nicht mehr wehgetan wird“ (weil sie jetzt eine ausreichende Schmerztherapie hat), ermöglichen ihr bestenfalls, sich als wertvoll zu erfahren.

Die Erfahrung der Betreuenden auf der psychosozialen Ebene: Die Betreuenden sind erschüttert über ihre Täuschung. Das heißt, aufgrund dieser gravierenden Veränderung von Frau Hallers Verhalten sind sie davon überzeugt, dass sie sich irrten. Sie hätten niemals gedacht, welch Wandel möglich ist in dieser für sie ehemals so belastenden Situation. „Wie ein Aufwachen", meinten sie. Besonders die drei Bezugspflegepersonen haben zu Frau Haller eine neue Beziehung aufgebaut und erleben sie zugänglich und überwiegend entspannt. Dadurch konnten sie sich auch selbst entspannen im Umgang mit ihr. Sie erleben die Körperpflegesituationen und das Mobilisieren von Frau Haller positiv. Durch ihre neuen Angebote haben sie nicht nur Frau Haller, sondern auch sich selbst anders erfahren. Es macht ihnen Freude, den täglichen Erfolg ihrer persönlichen Veränderungsbereitschaft und ihres Einsatzes zu erleben. „So stellen wir uns gute Pflege vor", sagen sie. Es ist ein „Miteinander" geworden. Sie sind sichtlich stolz darauf. Jetzt bräuchten sie auch viel weniger Zeit und Kraft für Frau Haller. Eine Pflegeperson sei ausreichend für die Körperpflege und die Mobilisation, meinten sie.

Auch die Mitbewohner sind entspannter, seit Frau Haller nicht mehr schreit. So sparen die Pflegenden auch deswegen wieder Zeit und Energie.

Die Pflegenden machten eine positive Erfahrung in der Zusammenarbeit mit dem Hausarzt. Er war kooperativer, als sie zuvor angenommen hatten. Aufgrund ihrer klaren fachlichen Argumentation mit der BESD-Schmerzskala war der Hausarzt sofort bereit, die medikamentöse Schmerztherapie einzuleiten und das Sedativum zu reduzieren.

„Wir haben auch für andere demenzkranke Menschen viel daraus gelernt, denn das Thema Schmerz betrifft mehr demenzkranke Menschen, als wir dachten", äußern sie. Parallel zu der Situation mit Frau Haller haben sie auch bei anderen Personen mit sogenanntem „herausforderndem Verhalten" ein Schmerzmanagement mit Erfolg eingeleitet.

Die Erfahrung der Betreuenden auf der spirituellen Ebene: Einige der Betreuenden erleben ihre berufliche Aufgabe wieder mit Sinn erfüllt. Sie gehen gestärkt und zuversichtlich aus dem Prozess mit Frau Haller hervor. Andere haben wieder Mut zum Weitergehen gefasst. Sie äußern, dass sie die Erfahrung mit Frau Haller persönlich weiter gebracht hat.

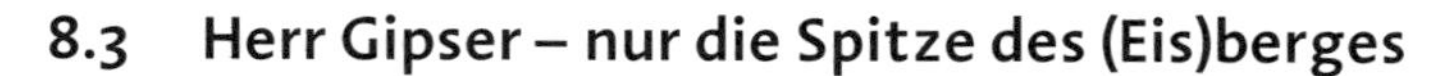

8.3 Herr Gipser – nur die Spitze des (Eis)berges

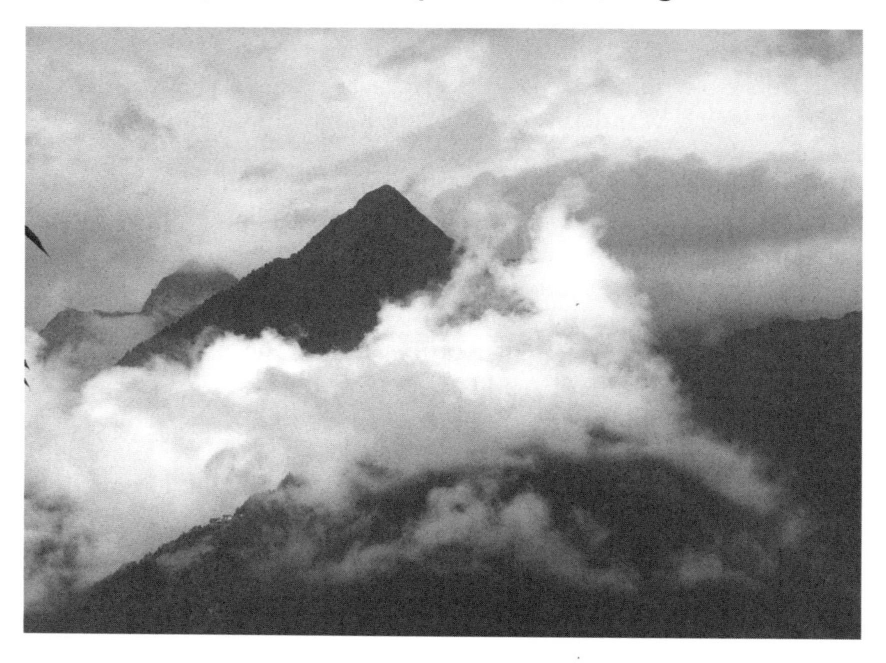

Die Spitze des (Eis)berges

8.3.1 Die Ist-Situation und die Verhaltensinterpretationen auf allen Schmerzebenen

Bei folgendem Fallbespiel liegt der Schwerpunkt im Erleben der Angehörigen. Herr Gipser, 82 Jahre, lebt zu Hause und wird von seiner 78-jährigen Ehefrau versorgt. Zur Unterstützung kommt dreimal täglich der ambulante Pflegedienst. Erste Begegnung im Februar 2010

Diagnosen: schwere Demenz, intermittierender Schwindel, Arthrose im linken Hüftgelenk, Z.n. großer Bauchoperation, aufgrund eines akuten Abdomens

Medikation:
Dauermedikation: Melperon-Lösung ml 20-20-20
Bedarfsmedikation: Melperon-Lösung bei Unruhe, Einzeldosis: 10 ml, Tagesmaximaldosis: dreimal täglich; bei Angst- und Panikattacken: Tavor expidet 1,0 mg s.l.

Verhalten: Herr Gipser schrie bis zu acht Stunden am Tag, gleichgültig, ob pflegerische Maßnahmen durchgeführt wurden oder er ruhig im Bett lag. Er schrie ständig. Seine Ehefrau hielt dies hilflos fast ein Jahr aus, ohne sich ärztlich oder anderweitig Hilfe zu holen bzw. sich beraten zu lassen. Nachdem die Ehefrau mit den Nerven am Ende und völlig verzweifelt war und keine Kraft mehr hatte, rief sie den am Ort ansässigen Hausarzt an. Nach dem ersten Hausbesuch verschrieb er die oben genannte Melperondosierung. Daraufhin hörte Herr Gipser auf zu schreien. Für die Ehefrau war dies ein erster wichtiger Schritt in die Entlastung. Die Ursache des Schreiens blieb ungeklärt und unerforscht. Der ambulante Pflegedienst kam dreimal täglich zur Entlastung für die Grundpflege hinzu.

Jedoch veränderte sich auch der Zustand von Herrn Gipser. Er wurde hauptsächlich bettlägerig, konnte ohne Hilfe nicht mehr mobilisiert werden, konnte weder gehen noch stehen. Herr Gipser hatte eine komplett versteifte Körperhaltung und hielt sich über die gesamte Zeit des Wachseins im Bett am Haltebügel über sich fest. Als Folge entwickelten sich Kontrakturen in beiden Händen. Um Herrn Gipser dieses Festhalten angenehmer zu machen, wurde ihm eine Schaumstoffstange in die Hände gegeben, sodass er sich daran festhalten konnte. Was er auch den ganzen Tag tat. Verbale Äußerungen konnte Herr Gipser keine mehr machen. Auffallend war ein ständiges „Schmatzen“ und lautsprachliches Tönen. Bei Ansprache und pflegerischen Handlungen nahmen diese Laute zu und die Versteifung seines Körpers wurde extremer. Der Pflegedienst kam morgens zur Grundpflege, danach wurde Herr Gipser angekleidet und auf einen Stuhl mobilisiert und zum Frühstücken an den Tisch gesetzt. Das Essen wurde von der Ehefrau eingegeben. Etwa nach drei Stunden, zur Mittagszeit, transferierte der Pflegedienst Herrn Gipser wieder ins Bett zurück. Abends erfolgte ein nochmaliger Kurzbesuch für die Abendpflege. Das Pflegeteam war sehr behutsam im Umgang mit Herrn Gipser. Die pflegerischen Handlungen wurden verbal kommuniziert und Herr Gipser darin ruhig angeleitet, auch wenn er darauf kaum merklich reagierte. Er war in einer ständigen Anspannung, verbunden mit teilweise auftretenden Panikattacken zur späten Abendstunde. Wenn diese aufgetreten sind, hat die Ehefrau die Bedarfsmedikation gegeben. Ist keine Besserung eingetreten, konnte sie Tavor expidet 1,0 mg s.l. geben. Diese Medikation benötigte Herr Gipser etwa dreimal pro Woche. Zudem reagierte er dann auch mit extremen Schwitzen.

Frau Gipser war auf einem Vortrag über Schmerztherapie bei Menschen mit Demenz und stellte daraufhin die Vermutung an, ob ihr Mann vielleicht auch Schmerzen haben könnte. Sie war sehr um ihren Mann besorgt, da er doch so ganz anders ist. Er hatte keinen Ausdruck mehr in seinem Gesicht, war völlig in sich zurückgezogen. Das machte ihr große Sorgen. Sie entschied, sich beraten zu lassen. Beim ersten Hausbesuch der Fachkraft wurde eine Anamnese erstellt, welche Erkrankungen ihr Mann außer der Demenz noch hatt(e), bei denen mit Schmerzen zu rechnen ist. Sie erzählte, dass er vor ca. einem Jahr eine große Bauchoperation hatte. Nach lesen des Arztbriefes wurde klar, dass Herr Gipser ein akutes Abdomen mit Perforation des Bauchfells hatte. Drei Tage etwa war er in diesem Zustand zu Hause. Es ging ihm sehr schlecht, er schrie sehr laut und der Hausarzt konnte nichts feststellen. Als Herr Gipser Fieber bekam, ließ ihn der Hausarzt in die Klinik einweisen. Dort wurde eine Notoperation angesetzt. Herr Gipser war in einem kritischen Zustand, lag postoperativ sechs Wochen auf der Intensivstation und anschließend noch vier Wochen auf der Peripher-Station und wurde dann entlassen. Seit er wieder zu Hause war, fing es mit dem Schreien an, teilweise mehrere Stunden am Tag. Nach einem intensiven Gespräch erklärte die Fachkraft, was die nächsten Schritte sein könnten.

Interpretationen des Verhaltens von Herrn Gipser auf der körperlichen Schmerzebene: Aktuell wurde folgendes dreitägiges Schmerzprotokoll anhand der BISAD-Schmerzskala erstellt. Die Beobachtungen des Verhaltens von Herrn Gipser erzielten einen Punktwert von 27/32.

Beobachtung vor der Mobilisation:
Gesichtsausdruck: ängstlicher Blick und/oder verkrampftes Gesicht
Spontane Ruhehaltung: Die Person sucht ohne Erfolg nach einer schmerzfreien Schonhaltung.
Bewegung (Mobilität) der Person (innerhalb/außerhalb des Bettes): Reglosigkeit oder starke Unruhe im Gegensatz zur Gewohnheit
Über die Beziehung zu anderen: totale Teilnahmslosigkeit
Beobachtung während der Pflege:
Ängstliche Erwartung bei der Pflege: Schreie, Seufzer, Stöhnen
Reaktionen während der Mobilisation: Die Person hält sich während der Mobilisation fest.
Reaktionen während der Pflege der schmerzenden Bereiche: Reaktion auf leichte Berührung der schmerzenden Bereiche

Während der Pflege vorgebrachte Klagen: Die Person stöhnt oder weint leise und spontan.

Anmerkung: Das „Schmatzen" und Wimmern wurde hier als stöhnen und leise weinen ersetzt.

Der Punktwert ist nicht als Beweis einer so hohen Schmerzintensität zu werten. Er zeigt in erster Linie einen hohen Verdacht auf körperliche Schmerzen in der beobachteten Situation an. Nachdem Herr Gipser unter einer diagnostizierten Arthrose und postoperativ unter großen Schmerzen litt (nach Angaben seiner Ehefrau) und der BISAD-Wert so hoch ausfällt, besteht zu recht die Annahme, dass sein Verhalten (auch) schmerzbegründet ist.

Interpretationen des Erlebens von Herrn Gipser auf der psychosozialen Schmerzebene: Herr Gipser kann sich verbal nicht mehr über sein Unwohlsein äußern. Bevor die sedierenden Medikamente verabreicht wurden, schrie Herr Gipser über mehrere Stunden am Tag und wurde nicht verstanden. Es muss einen Grund gehabt haben, warum Herr Gipser geschrien hat, denn kein Mensch schreit ohne Grund. Auch kein Mensch mit Demenz. Ihm bleibt, nachdem ihm diese Art der Kommunikation genommen wurde, nur diese vokale und mimische Möglichkeit der Mitteilung. Durch die hohe Dosierung der Sedativa hat Herr Gipser keine Möglichkeit mehr, sich anders bemerkbar zu machen. Warum schreit ein Mensch so sehr? Hier kann (muss) man davon ausgehen, dass in ihm etwas vorgeht, was mit Angst, Schmerz und Verzweiflung zu tun hat. Dies kann er aber durch die demenzielle Erkrankung nicht mehr einordnen, fühlt und spürt dies jedoch! Er wird sich unverstanden fühlen, da man seine Zeichen nicht versteht und nicht hinterfragt. Verzweiflung und Aussichtslosigkeit werden sich in ihm breitmachen. Zum damaligen Zeitpunkt wurde die Ursache des Schreiens nicht weiter verfolgt! Die Abbildung 8.1 soll die Situation verdeutlichen.

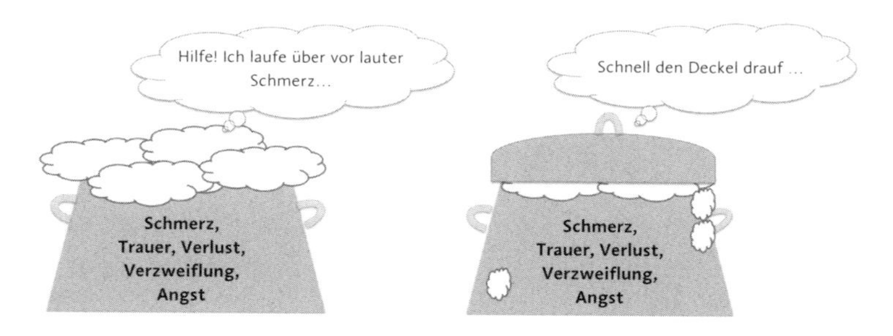

Abb. 8.1: Eine Art, Schmerz zu still-en

Der Deckel ist hier als Symbol für Sedativa zu verstehen. Der Inhalt des Topfes ist jedoch weiterhin vorhanden.

Interpretationen des Erlebens von Herrn Gipser auf der spirituellen Schmerzebene: Herr Gipser macht die Erfahrung, dass ihm sein Schreien nicht wirklich hilft. Seine Not und seine Hilflosigkeit, seinen körperlichen Schmerz auszudrücken, werden so nicht wahrgenommen. Im Gegenteil, seine Versuche werden als „Störfaktor“ gesehen. Dass er sich in dieser Situation verloren fühlt und das Vertrauen in die Welt verloren hat, ist vollkommen nachzuvollziehen. Schlimmstenfalls fühlt er sich als Mensch ohne Wert.

Interpretationen und Aussagen der Ehefrau über das Verhalten von Herrn Gipser: Sie wurde auch in der Nachbarschaft schon auf das laute Schreien ihres Mannes angesprochen. Sie hat es nur deshalb so lange ausgehalten, weil sie nicht wusste, was sie tun soll. Sie dachte, es hat mit der Operation am Bauch zu tun, da war er doch so lange im Krankenhaus und da hat das Schreien angefangen. Die Ärzte dort haben gesagt, dass es wieder aufhören wird und dass, wenn er wieder zu Hause sei, er sich beruhigen wird. Er war ja lange auf der Intensivstation und da habe man ihr das „Durchgangssyndrom“ erklärt und dass das Schreien Nachwirkungen der Narkose ist. Und ab und zu habe er sich auch beruhigt, wenn sie an seinem Bett war oder er dann geschlafen hat. Wenigstens hat er nachts geschlafen, nun aber auch zunehmend tagsüber, vor Erschöpfung. Und da war dann Ruhe.

Das Erleben der Ehefrau, bezogen auf die Ebene ihres psychosozialen Schmerzes: Die Ehefrau belastete die Situation mit ihrem Mann sehr. Sie fühlte sich sehr hilflos und ratlos und hat durch die lange

Zeit des Aushaltens wenig Hoffnung auf Besserung. Ihr großer Wunsch war es, ihren Mann zu Hause zu behalten, bis zum Schluss. Sie zweifelte jedoch sehr an dieser Entscheidung, da sie keine Kraft mehr hatte, ihren Mann täglich zu versorgen. „Er war doch immer so eigen und wollte keine fremden Leute im Haus haben.“ Sie fühlte sich alleingelassen und von ihrem sozialen Umfeld nicht verstanden. Auch das Vertrauen in die Ärzte war gering, da sie sich nicht gut beraten fühlte, als ihr Mann in der Klinik war. Sie war so erleichtert, als das Schreien ihres Mannes aufhörte, hatte aber kein gutes Gefühl, da er sich ja insgesamt in seinem Zustand deutlich verschlechtert hat. Er war so teilnahmslos geworden. Sie hatte Angst, dass sie ihren Mann in eine Einrichtung weggeben musste, weil sie es zu Hause nicht mehr schaffen würde. Und so konnte sie ihr Versprechen, welches sie vor 45 Jahren gegeben hatte, nicht erfüllen: „Wie in guten, so in schlechten Zeiten!“

Das Erleben der Ehefrau, bezogen auf die Ebene ihres spirituellen Schmerzes: Frau Gipser hatte Zweifel, ob ihr Handeln, ihrem Mann die Beruhigungsmittel zu geben, richtig sei. Sie quälten Fragen, ob es nicht auch was anderes sei, was ihren Mann belastet, oder ob er eben Schmerzen hat. Sie konnte nicht verstehen, warum ausgerechnet „ihr Mann“ das so aushalten musste. Er war doch immer so ein guter Mensch und hat allen anderen geholfen. Warum muss er jetzt so leiden?

Das Erleben der Ehefrau, bezogen auf die Ebene ihres körperlichen Schmerzes: Frau Gipser macht auch die körperliche Anstrengung sehr zu schaffen. Vor zwei Jahren hatte sie selbst ein neues Hüftgelenk bekommen. Seit einem Jahr machte ihr nun das zweite Hüftgelenk starke Beschwerden. Sie nimmt sogar ab und zu ein Schmerzmittel, nicht zu viel, weil sie es ja noch aushalten kann. Sie hat schon eine deutliche Schonhaltung eingenommen, wenn sie geht, und das Aufstehen fällt ihr immer schwerer. Und die Pflege ihres Mannes hinterließ auch Spuren; ihr Rücken macht zunehmend Beschwerden.

8.3.2 Empfohlene Maßnahmen

Folgende neue Maßnahmen werden auf der Ebene des körperlichen Schmerzes bei Herrn Gipser empfohlen:

Medikamentöse Therapie:
- Dauermedikation: MST ret. 10 mg 1-0-1
- Metamizol-Tropfen 30-30-30-30
- Reduzierung der Melperon-Lösung ml 10-0-0-10
- Bedarfsmedikation: Morphin-Tropfen: 4 gtt (= 5 mg), Tagesmaximaldosis: sechsmal täglich

Falls bei der neuangesetzten Schmerzmedikation weiterhin Schmerzen zu erkennen sind, sollen 4 gtt Morphin-Lösung vor der Grundpflege gegeben werden, damit für Herrn Gipser dabei eine zusätzliche Schmerzlinderung gewährleistet ist.

Nicht medikamentöse Therapie:
- täglich morgens beruhigende Ganzkörperwäsche aus der Basalen Stimulation im Bett durch den Pflegedienst, mit anschließender Mobilisation in den Pflegestuhl
- In der Kontaktgestaltung und bei den pflegerischen Handlungen werden die in Kapitel 7.1 genannten Prinzipien der Basalen Stimulation angewendet.
- zweimal täglich Einreibung des Hüftgelenks mit Gelenköl in langsamen, großen, kreisenden Bewegungen durch die Ehefrau
- einmal täglich passive Bewegungsübungen der Beine, der Arme und der Hände zur Kontrakturenprophylaxe durch die Ehefrau
- zweimal wöchentlich passive Bewegungsübungen der Beine, der Arme und der Hände zur Kontrakturenprophylaxe und Mobilisation in den Pflegestuhl durch den Physiotherapeuten
- zweimal täglich Einreibung der Füße mit Lavendelkörperöl zur körperlichen und psychischen Entspannung durch die Ehefrau
- einmal täglich (ca. zehn Minuten) beruhigende Ausstreichung der Schultern, Arme und Hände (jeden Finger einzeln) mit weichen Socken durch den ehrenamtlichen Besuchsdienst

Auf der Ebene des psychosozialen Schmerzes werden folgende Maßnahmen empfohlen:
- Das Wahren der persönlichen Grenze von Herrn Gipser ist unverzichtbar. Nur mit diesem Respekt und der Achtung vor seiner Würde ist es möglich, eine vertrauensvolle Beziehung zu ihm aufzubauen. Diese Haltung ist die grundlegende Voraussetzung dafür.
- Notwendig im Fall von Herrn Gipser ist auch das Entwickeln einer wertschätzenden Grundhaltung seinem möglichen (!)

Schmerzempfinden gegenüber, sodass er wieder Vertrauen finden kann.
- Die empfohlenen körperlichen Angebote sind auch gegen den psychosozialen Schmerz nötig. Denn die Bedürfnisse nach körperlicher Nähe und Bindung sind psychosoziale Bedürfnisse (→ Kapitel 1.2).
- Nachdem die verbale Kommunikationsfähigkeit von Herrn Gipser sehr eingeschränkt ist, ist es nicht möglich, ein validierendes „Gespräch" zu führen. Jedoch ist es möglich, einen „Dialog" zwischen Herrn Gipser und den Betreuenden herzustellen (→ Kapitel 8.2, Fallbeispiel Frau Haller).

8.3.3 Tatsächlich durchgeführte Maßnahmen

Während des Besuches der Fachkraft äußerte die Ehefrau bereits große Zweifel, die Melperon-Lösung zu reduzieren. Sie hatte Angst, dass ihr Mann dann wieder zu schreien beginnen würde, und sie könne dies nicht mehr aushalten. Sie war auch sehr unsicher, ob ihr Mann die Analgetika vertragen würde. Sie bat die Fachkraft, den Hausarzt zu kontaktieren, um die weitere Therapie mit ihm abzusprechen. Im Gespräch mit dem Hausarzt wurde deutlich, dass er dem Versuch gegenüber einer medikamentösen Schmerztherapie offen war, doch erschien ihm eine Verordnung eines Opiates zu schnell. Er würde gerne mit viermal täglich 30 Metamizol-Tropfen beginnen. Bei Bedarf könne Herr Gipser zusätzlich zweimal 20 Metamizol-Tropfen erhalten. Die Fachkraft erklärte Frau Gipser, dass sie ihrem Ehemann die Tropfen zu festen Zeitpunkten verabreichen sollte. Die Reduzierung des Melperons wurde für den nächsten Tag auf 10-0-20 ml angedacht. Die Maßnahmen auf der pflegerischen Ebene wurden alle vom Pflegedienst und der Ehefrau nach und nach umgesetzt. Am nächsten Abend erkundigte sich die Fachkraft über den Zustand von Herrn Gipser. Die Ehefrau erklärte, dass ihr Mann am Vormittag sehr viel geschrien hat, obwohl sie ihm das Metamizol gegeben und das Melperon reduziert hatte. Sie kommt mit der Situation nicht zurecht und möchte auf keinen Fall, dass ihr Mann wieder so leiden muss. Die Fachkraft versuchte zu erklären, dass es bei Therapiebeginn häufig zu einer Erstverschlimmerung kommen kann, da die genaue Dosisfindung und Anpassung auch einige Tage an Zeit benötigt. Am nächsten Tag gab es eine erneute telefonische Rücksprache über den Zustand von Herrn Gipser, in der die Ehefrau erklärte, dass ihr Mann auf die Metamizol-Tropfen allergisch reagierte. Er hätte einen Hautausschlag bekommen und würde stark schwitzen. Daraufhin empfahl die Fachkraft das Absetzen der Metamizol-Tropfen und hielt mit dem Hausarzt erneut Rücksprache. Dieser entschied sich, die medikamentöse Schmerztherapie einzustellen, wegen des Ergebnisses, dass sich der Zustand von Herrn Gipser während des Therapieversuches verschlechtert und nicht verbessert hat. Herr Gipser verstarb nach ca. drei Wochen zu Hause, ohne eine medikamentöse Therapieänderung. Der Zustand von Herrn Gipser war größtenteils unverändert. Jedoch konnte die Ehefrau bei der Grundpflege und Mobilisation beobachten, dass die körperliche Anspannung und Steifheit weniger geworden sei. Diese positive Veränderung wird auf die nicht medikamentöse Therapie zurückgeführt.

8.3.4 Das Konflikterleben der Ehefrau

In dem oben genannten Beispiel wird sehr deutlich, welch Herausforderung eine Schmerztherapie auch für die Angehörigen sein kann. Frau Gipser war in einen inneren Konflikt geraten. Einerseits wünschte sie sich nichts mehr, als dass es ihrem Mann besser geht, und andererseits hatte sie große Angst und Sorge, dass bei Therapieänderung das belastende Symptom Schreien wieder auftreten würde. Sie hatte nicht die Kraft, den Weg der Therapieänderung zu gehen, obwohl sie nur „Gutes" für ihren Mann wollte. Was in diesen Situationen sehr bedeutend sein kann, ist die Aufklärung, warum sedierende Medikamente erst einmal reduziert werden sollten. Herr Gipser war so stark sediert, dass keine klare Aussage über seinen Zustand gemacht werden konnte. Gleichzeitig muss jedoch eine medikamentöse Schmerztherapie eingeleitet werden. Die oben genannte Therapie mittels der Monotherapie mit Metamizol-Tropfen war bei diesem hohen Verdacht auf Schmerzen sicherlich zu niedrig. Wenn dann auf weitere Schritte verzichtet wird, kommt man schnell zu dem Ergebnis, dass der Versuch mit Analgetika nicht geholfen hat. Angehörige benötigen in diesen Situationen viel Aufklärung, Sicherheit und Vertrauen!

8.3.5 Das Konflikterleben des Hausarztes

In diesem Praxisbeispiel soll auch das Konflikterleben des Hausarztes interpretiert und dargestellt werden. Es ist auf jeden Fall davon auszugehen, dass der Hausarzt gleichermaßen wie die Ehefrau, das Beste für den Patienten wollte. Niemand, der an der Pflege und Begleitung von Demenzerkrankten beteiligt ist, möchte absichtlich schaden bzw. bewusst das Falsche tun. Für viele niedergelassene Hausärzte ist die Begleitung und die Therapie von demenzerkrankten Menschen keine alltägliche Situation. Es liegt dazu wenig Erfahrungswissen vor und der Bereich der Schmerztherapie hat sich in den letzten Jahren weiterentwickelt. Der tägliche Umgang mit starken Opiaten, wie z. B. Morphin oder Hydromorphon, ist eher selten bis nie im hausärztlichen Bereich zu finden, außer es handelt sich um chronische Schmerzpatienten, die von einem Schmerztherapeuten eingestellt wurden. Dann haben die Hausärzte häufig auch die Sicherheit, dass dies so „richtig“ ist, da der Patient ja bei einem „Profi“ war. So ist es nachzuvollziehen, dass die medikamentöse Schmerztherapie bei Menschen mit Demenz noch ein viel komplexerer und „neuer“ Fachbereich ist. Hausärzte haben in der Regel keine Erfahrung und können dabei auch auf keinen Vergleich zurückgreifen. Erfolgreiche Schmerztherapie entsteht aber vor allem aus Erfahrungswissen! So ist es verständlich, dass der behandelnde Arzt, dem Therapieversuch mit MST ret. nicht zustimmen konnte.

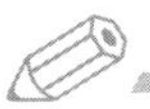

Bei einer Therapieänderung ist es unverzichtbar, dass Betreuende interdisziplinär zusammenarbeiten! Palliativfachkräfte oder Ärzte mit einer Zusatzausbildung in Palliativmedizin oder Schmerztherapie können hier stets hilfreiche Beratungen geben. Diese Beratungsressourcen sollten in der ambulanten und stationären Patientenversorgung unbedingt genützt werden!

Literatur

Bär, K.-J. (2006): Depression verändert das Schmerzempfinden. www.uni-jena.de/PM061012_Depression_Schmerzen.ht, 28.12.11

Bayer, K. (2009): Was ist Spiritualität? Jahresheft Praxis Palliative Care/Demenz 1/2009, 65

Bienstein, C., Fröhlich, A. (Hrsg.) (1998): Bewußtlos. Eine Herausforderung für Angehörige, Pflegende und Ärzte. 3. Aufl. Verlag selbstbestimmtes leben, Düsseldorf

Brinker, A. (2009): Wickel und Kompressen, aktuell und professionell in der Pflege eingesetzt. Kallmeyer bei Friedrich Felber, Selze

Buchholz, T., Schürenberg, A. (2003): Lebensbegleitung alter Menschen. Basale Stimulation in der Pflege alter Menschen. Huber, Göttingen

Bundesministerium für Familie, Senioren, Frauen und Jugend (2009): Charta der Rechte hilfe- und pflegebedürftiger Menschen. 7. Aufl. Druck Vogt GmbH, Berlin

Cade, M. (1991): The Awakened Mind. Biofeedback and the Development of higher States of Awareness. Harper Collins, New York

Davies, P. S., Galer, B. S. (2004): Review of lidocaine patch 5% studies in the treatment of postherpetic neuralgia. Drugs 64 (9): 937–947

DGSS (Deutsche Gesellschaft zum Studium des Schmerzes e.V.) (Hrsg.) (2007): Schmerz in Deutschland – Ethikcharta der DGSS, www.dgss.org, 30.9.2011

DNQP (Deutsches Netzwerk für Qualitätsentwicklung in der Pflege) (Hrsg.) (2005): Expertenstandards Schmerzmanagement in der Pflege bei akuten oder tumorbedingten chronischen Schmerzen. Fachhochschule Osnabrück

Dräger, D., Ellert, S., Kalinowski, S., Kopke, K., Kölzsch, M. Wulff, I., Kreutz, R. (2010): Schmerzvermeidung und Autonomieförderung – neue Studienergebnisse aus der stationären Pflege. Institut für Medizinische Soziologie, 2 Institut für Klinische Pharmakologie und Toxikologie, Charité-Universitätsmedizin Berlin

Edwards, R. R., Fillingim R. B., Ness, T. J. (2003): Age-Related Differences in the Endogenous Pain Modulation: a Comparison of Diffuse Noxious Inhibitory Controls in Healthy Older and Younger Adults. Pain. 101, 1–2, 155–165

Feil, N., Klerk-Rubin, V. (2010): Validation. Ein Weg zum Verständnis verwirrter alter Menschen. 9. Aufl. Ernst Reinhardt, München/Basel

Fischer, T. (2009): Schmerzeinschätzung bei Menschen mit schwerer Demenz. Universitätsmedizin Berlin Charité. Veröffentlichte Seminarunterlagen

– (2007): Instrumente für die Schmerzeinschätzung bei Personen mit schwerer Demenz: Hilfsmittel für die Beobachtung, aber kein Ersatz der Fachlichkeit. Pflegezeitschrift 7/2007, 371
Föllmi, D., Föllmi, O. (2001): Die Weisheit Indiens Tag für Tag. Knesebeck, München
Galer, B. S., Rowbotham, M. C., Perander, J., Friedman, E. (1999): Topical lidocaine patch relieves postherpetic neuralgia more effectively than a vehicle topical patch: results of an enriched enrollment study. Pain 80: 533–38
Galer, B. S., Jensen, M. P., Ma, T., Davies, P. S., Rowbotham, M. C. (2002): The lidocaine patch 5% effectively treats all neuropathic pain qualities: results of a randomized, double-blind, vehicle-controlled, 3-week efficacy study with use of the neuropathic pain scale. Cli J Pain 18: 297–301
Heller A (2000): Die Einmaligkeit von Menschen verstehen und bis zuletzt bedienen. In: Heller, A., Heimerl, K., Husebö, S. (Hrsg): Wenn nichts mehr zu machen ist, ist noch viel zu tun, 2. Aufl. Lambertus-Verlag, Freiburg
Hicks, T. J. (1999): Spirituality and the Elderly: Nursing Implications with Nursing Home Residents. Geriatric Nursing 20/3, 144–146
Kitwood, T. (2002): Demenz – Der personorientierte Ansatz. Hans Huber, Bern
Kojer, M. (2003): Alt, krank und verwirrt. Lambertus, Freiburg
–, Schmidl, M., Guthentaler, U. (2007): Was kann ihren Schmerz lindern? „Total soothing“ bei demenzkranken Hochbetagten. In: Bernatzky, G., Likar, R., Wendtner, F., Wenzel, G., Ausserwinkler, M., Sittl, R. (Hrsg.): Nichtmedikamentöse Schmerztherapie, Springer, Wien, 57–58
Kovach C., Noonan P., Schlidt A., Reynolds S., Wells T. (2006): The Serial Trial Intervention. An innovative Approach to Meeting Needs of Individuals with Dementia. Journal of Gerontological Nursing 32 (4), 18–25
Kunz, M. (2007): Schmerz und Demenz, Experimentelle Untersuchung multidimensionaler Schmerzindikatoren. VDM Verlag Dr. Müller, Saarbrbücken
Maier, R. (2009): Ich will dich doch erreichen. Begegnungen mit demenzkranken Menschen ermöglichen. Hilfen für Angehörige und Pflegende. Kösel, München
– (2011): Komplementäre Sterbebegleitung. Ganzheitliche Konzepte und naturheilkundliche Therapien. Haug Thieme, Stuttgart
Meier, T., Wasner, G., Faust, M., Kuntzer, T., Ochsnerc, F., Hueppea,

M., Bogousslavskyc, J., Baron, R. (2003): Efficacy of lidocaine patch 5% in the treatment of focal peripheral neuropathic pain syndromes: a randomized, double-blind, placebo-controlled study. Pain 106: 151–158

National Council for Hospice and Specialist Palliative Care Services (1997): o.T., www.ncpc.org.uk, 30.9.2011

Newshan, G. (1998): Transcending the Physical: Spiritual Aspects of Pain in Patients with HEIV and/or Cancer. Journal of Advanced Nursing 28/6, 1236–1241

Nolte, T. (2010): Differenzierte Pharmakotherapie: Schmerzen auf „neuen Pfaden". Nicomed, Wiesbaden

Ochoa, J., Mair, W. G. (1996): The Normal Sural Nerve in Man. Changes in the Axons and Schwann Dells Duet to Ageing. Acta Neuropathol 13, 217–239

Pert, C. B. (2001): Moleküle der Gefühle. Körper, Geist und Emotionen. Rowohlt, Reinbek

Rowbotham, M. C., Davies, P. S., Verkempinck, C., Galer, B. S. (1996): Lidocaine patch: double-blind controlled study of a new treatment method for post-herpetic neuralgia. Pain 65: 39–44

Scherder, E., Oosterman, J., Swaab, D. F., Herr, K., Ooms, M., Ribbe, M., Sergeant, J., Pickering, G., Benedetti, F (2005): Recent Developments in Pain in Dementia. BMJ 330, 461–464

Snow, A. L. et al. (2004): A Conceptual Model of Pain Assessment for Noncommunicative Persons with Dementia. The Gerontologist 44, 807–817

Stauss, K. (2006): BONDING Psychotherapie. Grundlagen und Methoden. Kösel, München

Tellington-Jones, L., Sybil, T. (2003): TTouch® for you! Gesundheit und Wohlgefühl mit dem Tellington Touch. Kosmos, Stuttgart

Warden, V., Hurley, A. C. Volicer, L. (2003): Development and Psychometric Evaluation of the Pain Assessment in Advanced Dementia (PAINAD) Scale. J Am Med Dir Assoc, 4, 9–15

Winkler, A. (2010): Schmerz und Demenz. Unveröffentlichte Seminarunterlagen.

Wise, A. (1997): The High-Performance-Mind. Institute of Electrical & Electronics Enginee

Zimmermann, E. (1998): Aromatherapie für Pflege- und Heilberufe. Ein Kursbuch zur Aromapraxis. Sonntag, Stuttgart

Sachregister

Danksagung

Allem voran danken wir den Menschen mit Demenz, die uns durch ihr gelebtes Leid die Möglichkeit geben, uns dem eigenen Thema und auch dem gesellschaftlichen Thema „Schmerz“ zu widmen. Sie verhelfen uns dazu, sensibler, aufmerksamer, wahrhaftiger und fürsorglicher mit unserem eigenen Schmerz und dem Schmerz anderer Menschen umzugehen.

Wir danken allen Einrichtungen, die es uns durch ihre Fortbildungsanfragen ermöglicht haben, ein so großes Spektrum an praktischen Erfahrungen zu sammeln. Ebenso danken wir allen Betreuenden, die bereit waren, sich für erweiterte Sichtweisen zu öffnen und sich mit uns auf neue Erfahrungen einzulassen. Die uns engagiert und mutig, aber auch verunsichert mit in ihren Pflegealltag nahmen, um *sich selbst davon zu überzeugen,* wie „wahr“ die Vermutung mit den Schmerzen ist.

Wir danken allen betreuenden Angehörigen, die uns in ihrer Not als Beraterinnen anforderten und uns dadurch zu weiteren wesentlichen Erfahrungen im Schmerzmanagement für Menschen mit Demenz verhalfen. Desgleichen danken wir allen Ärzten, die uns (den Betreuenden und den Menschen mit Demenz) durch ihre Bereitschaft, ihre medikamentöse Therapie anzupassen, positive Erfahrungen der Schmerzlinderung ermöglichten.

Nicht zuletzt danken wir Herta Dobrick, die uns mit ihren kritischen und ermutigenden Anregungen und den nötigen Korrekturen eine sehr wertvolle Unterstützung war! Gleichermaßen danken wir Dr. Petra Dietz, die uns als erfahrene Palliativmedizinerin durch ihre fachliche Beratung und ihre persönliche Wertschätzung eine wichtige Rückenstärkung war.